UNE VÉRITÉ SINGULIÈRE

Yves Prigent

UNE VÉRITÉ SINGULIÈRE

Albin Michel

Collection « Paroles vives »
dirigée par Jean Mouttapa et Marc de Smedt

22, rue Huyghens, 75014 Paris

ISBN: 978-2-226-25860-1

ISSN 1151-9061

PRÉAMBULE

PERPLEXITÉ, angoisse, doute, désintérêt, « à-quoi-bonite », « je-m'en-foutisme » de ceux qui sont revenus de tout avant d'y être allés... Ou alors, pire : propos péremptoires, absolus, saturés de sens; intégrisme de tout poil; réponse qui déboule avant qu'une question ait montré le bout de son nez ou qu'une interrogation ait pu avancer de quelques pas.

Serions-nous dans une époque binaire, tragiquement oscillante? Ne pourrait-on quitter le Charybde de la dubitation torpide que pour le Scylla de l'évidence massive? Entre le néant du « tout se vaut », le nihilisme d'une tolérance avachie et l'aveuglement des certitudes sectaires ou ecclésiastiques, n'y aurait-il pas une place pour les petits marcheurs de la signification sur les routes menues, jolies et sages de la vérité? Une vérité bonne à prendre, à chercher, à poursuivre, mais aussi impossible à posséder toute et pour toujours, comme l'amante pour son amant.

C'est de ce beau parcours amoureux (amour de la vérité donc), de ses coups de foudre, de ses passions, de ses chausse-trapes, de ses trouvailles et retrouvailles, que je voudrais parler ici.

Que d'emblée je le dise : un cheminement me paraît possible entre les gouffres vertigineux du nihilisme et les à-pic écrasants du sens absolu. Un chemin se déploie comme une histoire d'amour sur la ligne de crête des significations une à une rencontrées. La vérité, comme une femme, peu à peu se conquiert dans le cheminement du plaisir et jamais ne se possède dans ce qui serait un abîme de jouissance.

LE TEMPS VERTICAL

Le goût de la vérité, l'amour des signes, la mise en route des significations éclatent dans les instants solaires, parfois infimes dans leur apparence, mais intensément éprouvés. Dans ces « expériences de crête », la réalité fait signe.

Plage

« SUR le rivage de monde sans fin, des enfants jouent. »

Le vers de Tagore où Winnicott reconnaît l'image joyeuse et joueuse des libertés créatives de l'esprit éclaire et réchauffe le cœur en ce matin d'été débutant. Dans une voiture une femme et ses trois enfants prennent manifestement le chemin d'une de ces plages au sable fin, aux robustes rochers et à l'eau sans fadeur qui s'offrent en Bretagne.

Ce « rivage d'un monde sans fin », lieu sans réticence ni mesquinerie où le ciel répandu, la mer étalée, le soleil partout ruisselant, la terre doucement s'effaçant en dunes et sables, accorde enfin un acquiescement au désir sans borne.

Les bords de mer ne méritent le joli nom de plages que si des enfants y jouent dans la présence tutélaire du plein soleil et sous le regard léger de parents rendus à l'insouciance édénique dans un lieu sans embûche. La sécurité de ce monde sans limites, la protection d'un soleil bonhomme et de parents radieux autorisent les petits enfants aux plus fortes hardiesses de leur curiosité inventive. A eux les grands travaux très provisoires bâtis d'un sable définitif; la découverte minutieusement expérimentale des coquillages éternels, des algues mobiles, multiples et insolites, de ces petites bêtes furtives, étranges et si propres que garde la mer en son secret et dont pas une n'a de malice (crevettes, puces de mer et crabes menus et translucides, petits poissons toussocs ébouriffés et fluides). Pour eux, les flaques que l'Océan abandonne dans les creux de sable et de rochers en se retirant, petits lagons tièdes à leur mesure, où les mystères marins se révèlent amicaux et dociles aux hardis barbotages. A eux aussi les jeux avec « la grande embarrassée », ainsi Henri Michaux nommait-il la mer en son grand remuement gauche. Les enfants semblent trouver, dans les mouvements lents et sans intention d'une eau inlassablement donnée et reprise, le répondant à ces pertes et retrouvailles gratuites où, en jouant, ils apprennent pour toujours l'art subtil et joyeux de vivre et d'apprivoiser le monde.

Fête foraine

VOICI une belle et robuste fête foraine, antique comme la tradition et toujours neuve comme le plaisir. Ils étaient, ces enfants, « à leur affaire ». Les bruits tourbillonnants des manèges; les lumières électro-magiques; la rutilance des objets offerts aux puissances du rêve enfantin; les loteries de la chance tentée, perdue, trouvée; les évolutions subtiles ou sauvages des autos tamponneuses; tout ce hourvari les saisissait; les instaurait dans leur état naturel de Roi Magicien.

C'est la fête, pas la fête-spectacle; la seule vraie fête, celle où l'on plonge, engagé dans son entier : les collisions, les évitements, les virages, l'émotion, la surprise, les rires, la complicité, les interpellations à des inconnus, la brève reconnaissance d'un visage qui passe en riant. On n'est plus seulement badaud, voyeur, marginal maussade de la fête. On bascule dans le grand contentement communautaire, dans le « melting-pot » du plaisir familier partagé.

Comme il faut peu pour qu'un spectateur un peu las devienne partie prenante de la fête ordinaire! Une simple petite bascule, un brin de souvenir d'enfance, un coup de pouce de la nécessité, et voilà qu'on se perd dans la fête... Et on s'y retrouve bien sûr; de l'autre côté du sérieux, là où le meilleur est gratuit et où on peut apporter ses rêves.

On plonge dans la joie comme dans la mer, la poésie, l'amour, le bonheur.

Recueillement

À Toulouse, cette belle ville toute rose de bonheur. L'église des Jacobins, bâtie au XIIIe siècle, garde en son centre saint Thomas d'Aquin, ou plutôt ses restes, en un pesant tombeau.

Touchant cette forte église médiévale, un cloître bâti à la même époque, tout en finesse rose et en spirituelle légèreté. Là, chaque forme sagement répétée, chacune des couleurs en délicate harmonie de rose, toutes les proportions semblent faites pour éloigner la dispersion et les éclats multiples et leurrants des miroirs aux alouettes. Ces formes, couleurs, proportions rendent à une présence intérieure, don particulier de ce lieu.

Dans ce champ clos de beauté calme et de douceur tendre, l'absence à la rumeur de la ville et aux bruissements de la pensée me conduit à des retrouvailles à la fois si intimes et si étrangères au tohu-bohu quotidien qu'il me faut bien, pour les désigner, retrouver le mot de recueillement.

Cela sent le don, le fruit, le grenier odorant de l'automne où pommes et poires, après la cueillette, attendent en finissant de mûrir d'être saisies à nouveau pour parfumer et adoucir les temps arides de l'hiver.

Quatre ans

Il vient d'atteindre ses quatre ans. Passionnément. Tout dans sa vie est amour. Plus qu'amour : passion! indifférence, lassitude, distance; habitude : connaît pas. Il noue avec ce qui l'entoure des relations d'intense curiosité, d'ardents et intraitables attachements que, d'évidence, n'expliquent pas simplement les gentillesses et les attentions dont il est l'objet. Cette passion-là est celle de l'inventeur, du connaisseur qui brûle d'encore et plus connaître; d'un chercheur idéal qui à tout moment trouverait. Il ne reçoit pas le monde en placide propriétaire; il s'en saisit en conquérant impétueux et en fait prestement son affaire.

Il y a là autre chose qu'un tranquille apprentissage et que le simple bonheur d'une vie sans soucis. C'est bien le mot d'aventure dans sa plus ardente acception qu'il faut employer pour dire ces histoires d'amour pleines et entières, mais incessamment recommencées, réinventées qu'il vit avec tous et chacun.

C'est dans la conquête du langage que cet aventurier révèle plus pleinement son fougueux empire sur le monde. L'aventure de la connaissance ne s'accomplit que lorsque de toute chose saisie nous faisons pour toujours notre objet en lui donnant un nom qui porte notre marque.

Jeunesse

SUR le plateau central de notre existence, qu'on nomme avec quelque complaisance la force de l'âge, je perçois avec acuité à quel point c'est au moment du gravissement des premières pentes, sans doute entre dix et vingt ans, que s'est mis en place ce qui a inspiré le plus vivace, dru et joyeux de notre destin.

Ce qu'il est d'usage d'appeler la maturité n'est en rien l'abandon lâche et fatigué des illusions de jeunesse, ni une adaptation lassée et soumise aux exigences d'un « réel » au fond insaisissable et bien plus illusoire; encore moins le repli masochiste vers une objectivité où, l'âge aidant, chaque homme se résignerait, objet dans un monde d'objets, à s'engloutir dans la moulinette grinçante des systèmes et des structures.

S'il est un temps de maturation, c'est plutôt celui où nous pouvons considérer avec respect et affection le jeune homme ou la jeune fille que nous avons été, avec ses aspirations, ses élans, ses sensibilités tellement singulières. Nous pouvons enfin nous présenter à lui; reprendre en privé le dialogue fondamental d'Antigone et de Créon; tirer profit de cette « fonction de l'adolescence » que respectait Winnicott; accepter son verdict sur le passé, son appréciation du présent, ses impulsions vers le futur. Il nous est loisible alors de mettre à sa disposition la force de l'expérience acquise, du savoir conquis, de ces quelques petits trucs qu'on apprend seulement en vivant un peu : que l'obstacle est un moyen; la limite, un chemin; qu'un étranger nous habite et que parfois « l'inconnu nous dévore »; « qu'on donne ce qu'on n'a pas »; qu'on est « bâti sur une colonne absente »; que « tout » et « rien » sont des synonymes abstraits qui ne veulent rien dire et dont il vaut mieux se passer.

Il nous écoutera avec cette attention grave si particulière à la jeunesse. Puis, en échange, il nous rappellera en riant l'essentiel inlassable et inépuisable : que la référence première et dernière, fondamentale et pratique, demeure dans cette joie fluide, débordante, ruisselante; dans cette eau vive, ce fleuve de lait et de miel, cadeau du Dieu qui réjouit la jeunesse.

Feu de la Saint-Jean

NOUS y étions allés dans la nuit tardivement tombant sur ce jour le plus long. Le souvenir de tous les « tantadou » (on nomme ainsi ces feux en Bretagne) de notre vie nous accompagnait vers ce feu toujours nouveau, toujours renaissant et vivant après l'annuelle absence. Nous espérions, en marchant doucement vers le lieu de la fête, tout ce que porte et signifie ce moment, cette séquence d'instants. Le tas de bois dressé, massif et inerte, attendant le geste ardent des hommes. La petite flamme rouge et nerveuse dévorant précipitamment la base de cet édifice d'un soir; la haute flamme sereine et indubitable éclairant la nuit et les visages; l'ardeur à son acmé, fascinante, dansante, multiple, bruissante de tous les éclats coléreux et les gémissements sourds des bois chauffant à l'extrême le devant des corps, le dos demeurant livré à la nuit et à la fraîcheur, forçant enfin le cercle enchanté des participants à s'élargir dans un frémissement admiratif et secrètement joyeux;

le feu peu à peu s'apaisant, la braise, concentrée d'ardeur se devinant derrière des flammes plus courtes, moins aveuglantes, douces, humaines; et peu à peu, les cendres saupoudrant finement, couvrant, plumes délicates, la brûlante couvaison, la chaleureuse réserve, venant parfois caresser, doucement portées par le vent tiède, les visages à nouveau rapprochés autour de cette vie qui va mourir pour un an. La braise s'allume aussi dans le cœur de ceux qui sont là réunis par la vie ardente et la mort douce de ce feu, signes annuels du sacré ordinaire.

Mais ce soir-là, il y avait une sono-tintamarre, des spots alternatifs et multicolores, un animateur énervé, parlant, le malheureux, du « spectacle »; il y avait de la bière, des frites, des saucisses, des gesticulations dansées, des loteries, des jeux. On regardait le podium, les lumières électriques, on tournait le dos au pauvre tas de bois, boudé par les danseurs, buveurs, joueurs; on était éparpillés, l'âme divagante, chacun seul dans sa centrifugation. J'ai ressenti une colère triste, un vrai froid du cœur. Peut-on ainsi traiter un feu de la Saint-Jean! Honte. Mépriserait-on même le feu, serait-on devenu si inapte à recourir au radical de notre terre, de notre cœur?

Et puis le feu s'est allumé et la petite foule de mon quartier s'est tue, elle n'entendait plus la sono, elles s'est rapprochée du feu, les visages éclairés, apaisés, rajeunis; le cercle enchanté s'est créé malgré les forces contraires, chacun pour un temps retrouvait son âme particulière et commune. La fête est devenue alors intime, silencieuse, brûlante; les décibels, les kilowatts, l'étourdissement centrifuge se sont inclinés devant les flammes apaisantes, à nouveau éclairant l'obscur, rendant chacun à chacun.

Décidément on ne joue pas avec le feu.

Morte à Noël

A Noël on se rassemble, on se ressemble aussi. Les familles les plus dispersées et disparates redeviennent, pour un soir, des familles soudées. On se rappelle que, nouveau-né, nous l'avons été aussi; qu'une mère, un père, une famille, une maison, sinon un âne, un bœuf ou une crèche, nous ont accueillis également. On se serre les coudes autour de la fragile enfance.

Nous étions accourus, ce 24 décembre. Quatre générations présentes. Pour repérer brièvement, je dirais : celle de mon fils Julien et de ses cousins, cousines, tout charme et gaieté dehors. Celle de ses oncles et tantes, multiples, bavards, rieurs. Celle de sa grand-mère, celle de son grand-oncle, si grands et vénérables qu'on les appelle Alice et Pierrot...; et puis, tout au-dessus, une aïeule de quatre-vingt-cinq ans qui, dans sa délicate sagesse, a décidé il y a quelques années de se retirer dans une de ces maisons de retraite où on accueille la personne âgée avec ses meubles mais aussi ses souvenirs, son cœur, son âme.

Il y a peu de temps, elle était encore de nos réveillons. Puis on ne la vit plus qu'au jour de Noël. Cette année, on la savait plus malade. On nous avait alertés. Alors, les uns après les autres, tous les « étages », tous les âges sont allés lui rendre visite dans sa chambre. Elle était assise dans l'immobilité confortable de son fauteuil. Un peu lointaine et altière, et pourtant cordiale et affectueuse, comme cet ami très cher que déjà le voyage appelle et dont le signe sur le quai de la gare est déchirant d'affection et pourtant déjà distant, happé par l'inconnu.

« Mémé » a dit un mot à chacun. Elle nous a déclaré qu'elle nous trouvait très beaux! « Même Pierrot », son fils admiré. Elle me plaisante : « Voici le médecin qui est venu me guérir. » Évoquant son compagnon des moments de solitude que la télé console, elle nous dit : « Jacques Martin a tout pour lui : il sait chanter, il aime les vieux et les enfants. » Elle nous a alors souhaité un bon réveillon. Elle a mis un peu de coquetterie à nous embrasser « pour que nous n'attrapions pas la vieillesse ». On lui a dit : « A demain », dans la chaleureuse naïveté de notre affection.

Alors elle a baissé les yeux dans un mouvement que je ne saurais qualifier d'un autre mot que celui de pudique. Nous sommes partis. Le médecin en moi disait : il n'y a pas de signe d'alarme, de cyanose, de dyspnée... Pourtant cette douce pudeur m'inquiétait.

Après la messe de minuit, on découpait la dinde. Téléphone. Alice revient en pleurs. On comprend : mémé est morte. Tout le monde a les larmes aux yeux, certains sanglotent sur les marrons chauds. Jésus est né dans la pauvreté et la discrétion. Mémé est morte dans la douceur et la pudeur en disant du bien de nous (« que vous êtes beaux! ») et de Jacques Martin (« qu'il est gentil! »). Mémé nous a quittés, l'amour dans les yeux et la louange aux lèvres. Ce furent ses derniers sacrements.

La joie

RIEN de grandiose ou de glorieux dans la joie; plutôt quelque chose d'intime et allègre, battant au cœur et courant les veines, et non je ne sais quel absurde cri de victoire à l'issue d'un extravagant combat; l'épreuve du gratuit, la preuve d'une grâce et non le sentiment d'une récompense pour un quelconque mérite et malgré une hypothétique faute.

Ce qui anime l'esprit, assouplit le pas, déplisse et relève le front, ravive le regard, allège et purifie l'air, ramène à la grandeur nature et à une proximité simple, n'est pas acquis de haute lutte, par stratégie retorse ou grande vertu, mais bel et bien reçu comme un cadeau.

Il suffit que la pensée désarme un peu, que les doigts se relâchent légèrement et que la petite chanson intérieure domine enfin le verbiage et la chamaille.

« Fais-leur comprendre qu'ils n'ont d'autre devoir au monde que la joie. Ce n'est pas un mot vague, un insipide lieu commun de sacristie mais une poignante réalité. Tout le reste n'est rien auprès », écrit Claudel. Mais la tristesse, la peine, le chagrin? cela n'empêche pas! La lampe dans la nuit, « les chants dans les supplices », « la petite joie increvable » savent, dans les enfers, attendre la Pâque. Seule la souffrance écrasante, anéantissante : cela qu'on nomme la stupeur peut effacer la joie, parfois pour un temps, parfois pour longtemps. Celui qui en est frappé devient âme morte, inapte à discerner le vrai du faux, l'amour de l'indifférence, l'orage du ciel bleu, le bon de l'abject.

J'écoute Bach : « Que ma joie demeure! » Qu'elle demeure en effet! Je crois que je saurais traverser, tant bien que mal, les soucis, sans doute les chagrins et peut-être les malheurs. Mais, la joie, je crois que je ne saurais longtemps supporter son absence, sauf à vivre dans le faux-semblant comme un linceul vide, vaguement agité par les vents incertains de la nuit. Trois jours me paraîtraient alors une éternité.

LE TEMPS DÉPLOYÉ
OU
L'INSISTANCE DE LA VÉRITÉ

La vérité s'impose, finira par s'imposer, dit-on, du moins dans les jours d'optimisme. Pourtant il faut constater qu'elle se fait parfois bien discrète et qu'elle semble se dissoudre dans le néant des mirages, la soumission mensongère à un réel opaque ou dans les déserts glacés de la culpabilité.

Rage narcissique

UN amour naît dans un printemps fleuri, pur miracle du quotidien, fine pointe de bonheur et spécialité unique de l'espèce humaine. Un déplacement, un déploiement, s'opère à travers et au-delà du corps, du cœur, de l'esprit, dans cet espace, qu'on peut bien appeler l'âme, de ceux qui ont la chance d'être ainsi touchés. L'air leur devient plus léger; une petite chanson les habite; ils parlent à quelqu'un, même en son absence; l'attente leur est bonheur; les retrouvailles, noces solaires. Le moindre de leurs mots prend son juste poids, sa subtile acuité; le plus simple de leurs gestes unit force et délicatesse. Ils s'accomplissent en se décomplétant dans une faim vaste et légère. L'esprit s'anime et se répand, les barrières internes et externes se dissolvent au doux soleil, le monde est devenu amical et sensible...

Et voilà pourtant que, si une culpabilité cachée, un malheur secret et lointain sommeillaient, tapis dans le cœur de ceux-là mêmes qui riaient d'amour, tout peut soudain basculer dans l'horreur. Jalousie butée, prise de pouvoir, besoin furieux de maîtriser, irruption brutale d'un esprit sauvage de rivalité et de compétition, là où étaient douceur et échange complices; retour ravageur de l'absurde amour de soi-même. On rejette rageusement, les yeux fermés, le cœur verrouillé, les nerfs à vif, ce qui, hier encore, chez l'autre enchantait : une intonation de voix, un geste familier, une manière particulière de penser, de dire, d'exister. Rage d'amour désarticulé, oublieux de son objet, affolé de lui-même; combat du coq grotesque et cruel avec son image; acharnement absurde du chien sur son vieil os, ruée dérisoire et sauvage d'un animal sur son propre reflet.

Ces rages sourdes, aveugles, sans visage et sans âme, la physiologie en connaît les mécanismes et sait les reproduire sur des animaux de laboratoire, par exemple en les confrontant à leur propre image, voire à leur ombre. La psychologie des profondeurs les explique chez l'homme par une étrange vacillation de l'image de l'« autre » qui cède la place à un semblable imaginaire fascinant et provocateur; fascination et vacillation où le jeune et beau Narcisse s'engloutit à jamais.

Voilà en effet ce qui serre le cœur : c'est dans l'élan des jeunes vies, au plus brûlant des « étés meurtriers », dans le plus ardent d'un mouvement amoureux, que se déchaînent de préférence ces retours rageurs d'amour-propre. La vie poussée à ses extrêmes semble susciter, en une sombre ivresse de soi-même, l'émergence des puissances obscures du narcissisme de mort.

La rage de vivre vite de James Dean et de bien d'autres hommes jeunes au destin éblouissant, foudroyés en pleine course, n'apparaît-elle pas alors comme la réponse sans réplique d'une mort insolemment défiée ou aveuglément ignorée, le dur tribut pour un amour oublié?

Le mensonge et le réel

COMMENT ne pas voir aussi que le refoulé devient parfois refoulant, que le sexe nie la sexualité; que la violence sourde et aveugle fait obstacle à la vivante agressivité; que le réel pur et dur, solitaire et glacial, lourdement objectif comme les objets les plus lourds, sert à refouler la chaleur de l'humaine réalité?

Il y a aussi ces « personnalités sans psychisme », personnalités « comme si »; ces êtres blessés par des « privations précoces » et profondes dans leur prime enfance, asphyxiés aussi parfois par les modes de vie et de civilisation actuels qui inhibent leurs phantasmes et vivent sur le mode « opératoire ». Chez eux, la pensée raisonnante, et combien raisonnable, se borne à la combinaison logique des faits entre eux et à l'opaque exactitude aux dépens des rêves, sentiments et émotions vivement ressentis, de la conscience morale éprouvée dans une culpabilité reconnue, acceptée, traversée dans le pardon et le bonheur; de la vérité lumineuse et vitale.

Le désert psychique, affectif, émotionnel, culturel rejette ces blessés de la prime existence, ces « malnutris » de la civilisation ambiante aux confins d'eux-mêmes, limités qu'ils sont aux jeux défensifs, répétitifs, mornes, « réels » des pulsions partielles génitales ou violentes. L'âme devient alors une forteresse d'autant plus défendue qu'elle est vide et donc menacée par tout ce qui s'anime alentour. La vie se fait minérale, l'existence machinale; on organise des glacis de la solitude; la pensée pensante et pesante quadrille le monde environnant; on chasse les étrangers; on défend sauvagement un semblant d'existence, solitaire, morose, individuelle, contre tout grain de folie intérieure, contre ce petit rien qui change tout. Chaque fonction est isolée et spécialisée; le corps est entraîné à fonctionner organe par organe; la pensée lucide est domptée, apte à neutraliser et à évacuer ce qui perturbe au-dedans (l'émotion, les sentiments, le rêve) et au-dehors; l'« autre », cet allié du désir, toujours menaçant, provocateur possible d'une insurrection intérieure; on use d'une violence agressive sur soi-même, défensive sur les autres, surtout s'ils sont bien vivants et heureux.

« L'homme qui n'a pas de musique en lui-même est prêt à toutes les trahisons; Méfie-toi d'un tel homme », écrivait Shakespeare.

Il y a des réanimations qui urgent, des « inhibitions phantasmatiques avec vie opératoire » qui ressemblent plus parfois à des comas dépassés qu'au simple somnambulisme. Que la pulsion de mort est insistante! Que les puissances ténébreuses ont d'alliance en chacun! Comme « l'amour n'est pas aimé »! Ce n'est pas seulement aujourd'hui qu'on suspecte les amoureux, qu'on nie les poètes, qu'on tue les prophètes...

La culpabilité

Il y a chez tous une culpabilité inconsciente. Elle crée chez certains, si elle est trop lourde, l'incapacité, l'inaptitude à se vivre comme pécheur. Pécheur, cela veut dire limité dans sa capacité d'aimer et d'être aimé, c'est-à-dire pas tout-puissant; simplement sujet ordinaire de l'espèce humaine. Le plus précieux et le plus évident, à mes yeux, des acquis de l'aventure freudienne est bien là : il y a un sentiment inconscient d'être coupable, présent chez tous, envahissant chez certains. Il induit indifféremment : recherche sauvage d'une vertu sans cœur; rogne contre quiconque n'a pas la robe nuptiale lavée plus blanc que blanc; tout aussi bien un je-m'en-foutisme moral et un cynisme désespéré. Ce sentiment d'une faute, inconnue de celui qui en est hanté, crée, suivant les cas, le vice monotone et automatique, la vertu glaciale et obligatoire, mais aussi les grands jets d'opprobre, de mépris et d'indifférence sur le voisin; tout cela avec le sentiment rassurant d'être au-dessus de la basse mêlée humaine.

A bonne conscience, mauvais inconscient. Je n'en démordrai pas.

Le goût de la pureté morale est fille d'une culpabilité abyssale, oubliée, refoulée, tapie au fond des esprits et des cœurs, mais active, vigilante, ravageuse.

Elle est mère, cette pureté morale, je cite au hasard : des exclusions de tout poil, des racismes de toutes couleurs, du goût obscur pour le malheur, le sien propre, celui des voisins; de la rage envieuse ou au mieux de l'indifférence sceptique devant le bonheur qui anime l'existence de l'étranger, du voisin, de l'ami, du frère; du goût malsain pour chercher une preuve dans l'épreuve, un réconfort dans l'effort; des difficultés dans la facilité; bref, pour prendre la vie à l'envers.

Cette pureté morale a aussi pour fille cette torsion de l'esprit qui se méfie du rire, s'attriste de la chair et des livres, se lasse et se blase du savoir, se glace dans la connaissance.

Vive donc la faute qui sauve de cette vertu mortifère; vive le pardon gaiement reçu, donné, échangé; vive les saints si lucides sur leurs propres péchés, vive Marie-Madeleine, Zachée, la femme adultère; silence aux vertueux, arrière les pharisiens!

Vingt ans de pratique psychiatrique, sans parler de ma vie et de ce que je vois autour de moi chaque jour, m'empêchent de parler calmement des exploiteurs sagaces de la culpabilité obtuse, des vertueux ravageurs, des respectables insupportables qui vident leurs poubelles chez le voisin pour préserver leur jardinet propre. Gardez-vous! Cette race de vipères pullule. Dans mon propre cœur j'ai senti parfois la glace de leurs rampantes insinuations.

Comme l'autre, je ne croirai qu'« aux vérités qui dansent », au savoir qui fait rire, aux paroles qui animent et réchauffent, aux gestes qui font rosir de plaisir et d'émoi. Je laisse le blanc pour les sépulcres, les belles âmes, les ravaleurs de façades, les invités munis de la carte et de la robe, la place de l'absent au banquet, la page désespérante de l'impuissant à écrire, le lit glacé de l'impuissant à aimer, l'existence des grands lessivés permanents, la peau des déjà-morts. Je me moque du semblant, je ne crois qu'au sang rouge du bonheur. Tout le reste est ran-nian-nian de culpabilité rance, obturation tristement vaniteuse de la vie et de l'amour, névrose pesante aux malheureux et profitable aux pervers.

Il faut de tout pour faire un monde? Non, dit Éluard, « il faut du bonheur et puis c'est tout ».

Autrement, je vous le demande, où serait la « Bonne Nouvelle », à quoi cela servirait d'être aimé et pardonné? Aimant et pardonnant?

Dans Jacques Chardonne : « Si tous les êtres

étaient parfaits, on ne s'apercevrait guère de l'amour. » Quoi ajouter à cela?...

Et pourtant, oui, la vérité insiste terriblement. Elle emprunte, pour s'imposer et se déployer, des chemins à elle, insinuants et efficaces, mystérieux et imparables : ce sont les chemins de la parole qui libère, d'une amitié qui insiste, d'un amour qui existe.

Sulivan

SON écriture rejoint dans un vaste mouvement vital, une lame de fond, l'affleurement du fonds commun anthropologique. Son style procède tout à la fois d'un souffle intime, d'une respiration particulière et d'une animation transpersonnelle porteuse d'une vérité dépassante où les mots tiennent en eux-mêmes leur preuve, unifiant radicalisant dans le même mouvement de l'âme : esthétique, mystique, éthique et tenant à distance les fixités historiques ou dogmatiques.

Quel amour unissait Sulivan à la Parole! De quel rendez-vous secret; de quelles trouvailles jubilantes; de quelles attentes arides, avides et espérantes; de quelles retrouvailles enthousiastes était faite la passion qu'il nourrissait pour son écriture; pour celle des autres aussi dont il savait communiquer l'urgence qu'il y avait à la lire; pour l'Écriture enfin, surtout. Cette passion, tout à la fois ombrageuse et ardente, familière et sacrée, constitue le mouvement même de chacun de ses écrits.

Mais le Scribe, comme il s'appelait parfois en riant, était un scribe marcheur, randonneur hors de nos frontières, reporter pressé de dire l'Invisible; un marcheur qui parle et écrit au rythme même de la marche. Cela s'entend, se vit dans le souffle de la phrase; la cadence du propos, la hâte, la nervosité du langage; le « corporel » de l'écriture.

« Ma fonction est d'éveil », disait-il. Bien plus, je crois que son œuvre est l'écho insistant et dérangeant du « Lève-toi et marche ».

Presque toute la littérature, mais surtout la plus spontanée, la plus rieuse, la plus animée par le gai savoir, me paraît œuvrer à la façon d'un joyeux bulldozer ouvrant les chemins de la vérité à travers les forêts mortes des certitudes intriquées et du sens commun pétrifié.

Le gai savoir de l'écrivain

Écrire de l'écrivain
Exercice de gag...
Sur le modèle de l'arroseur arrosé...

Les écueils de la plate paraphrase, du plagiat buvard-bavard, du dithyrambe divagant, de la rhétorique plaquée, du souvenir égotiste, de la bio-bibliographie tautologisante sont là qui guettent et, plus on y pense, plus on s'y précipite.

Alors, allons-y directement aussi vif et près du mot, du fait, du corps que possible. Précisément à la manière Sulivan. La première chose remarquable en effet à sa lecture : une écriture de l'instant, du lieu, du geste, du regard, de l'objet. Pas de détour, le vif du sujet, le propos délibéré et libéré, « un chat est un chat », toujours, et « Rollet un fripon », souvent; il s'empresse de le dire; écriture insurgée, éveillée, dans le brasillement de l'instant, du « bel aujourd'hui », de la phrase à l'état natif. Il ne vous l'envoie pas dire; il le dit, tout à trac; tel quel pour le coup...

Alors une écriture reportage? Adhérant au réel, engluée dans l'épaisseur opaque du monde, aveuglée dans l'éblouissement des idées claires, engagée jusqu'au cou? Non, Sulivan se saisit prestement, d'un geste graphique qui lui est propre, des faits, des objets, des souvenirs, des propos; mais il les met à distance dans le même temps qu'il en fait son affaire. Droit au but, mais le but ne l'absorbe pas; il ne se désintègre pas, ni ne s'absorbe dans un récit, une opinion, un portrait, une réflexion. « Ils vantent le style qui se fait oublier et donne l'impression de la réalité : alors que d'instinct nous cherchons un langage qui fait oublier le contenu ou du moins l'éloigne. Car ce qui compte ce n'est pas ce qui est représenté mais ce qui est signifié en renvoyant le lecteur à lui-même. » Sa patte est la sienne quoi qu'il écrive, son propos ne cesse jamais d'être sa parole, ne se coupe jamais de ses sources ombreuses, pulsionnelles, diraient certains, du processus primaire, diraient les mêmes. On y reviendra...

Mais restons-en au rapport des écrits de Sulivan au Réel. C'est là un hic véritable. Les textes sont concrets, immédiats, simples comme la vie même et, en même temps, « déplacés », dérangeants, comme la « vie-autre ». Je ne vais pas faire comme certains, le comptable, mais pour qui s'y hasarderait, le compte serait vite fait dans l'œuvre de Sulivan, des mots et des phrases abstraits, compliqués, chantournés, sophistiqués ou encore lourdement descriptifs ou minutieusement exacts.

Il n'est pas familier des « palais conceptuels », de la « littérature monumentale », comme il les nommait. Sulivan n'est pas à comprendre; il est à lire, « mot à mot et littéralement », comme Rimbaud le demandait pour ses écrits. Que l'amateur d'études de mœurs, de tranches de vie, de petits faits vrais, d'anecdotes pittoresques, se décourage. Mais, tout autant, celui qui voudrait se tenir au courant des idées *up to date* ou se référer à l'épaisseur stratifiée des savoirs traditionnels. On ne s'instruit pas en lisant Sulivan; il n'apporte rien : il ôte, il fait de la place pour votre liberté, il ouvre ce que l'on pourrait appeler un espace psychique; il « en veut à votre vie », non à votre pensée pensive. Comme un écho, Georges Perros écrit dans *Papiers collés, II :* « Cela fait l'extraordinaire vide de la littérature digne de ce nom. Un grand poète n'est pas celui qui orne, garnit la pièce (le monde). C'est celui qui la vide. Qui utilise son langage à fins de fusillades, de débarras; ôtez toute chose que j'y voie. Il n'ajoute pas, il retire. Mais comme ses mots prennent de la place, habitent à leur tour, il n'en a jamais fini de déménager. »

Sulivan écrit direct et naturel sur les choses; mais pour le réalisme et le naturalisme vous repasserez!... La chose et la nature ne lui commandent pas. Le sujet du livre, celui qui parle, c'est Sulivan.

Le « courage de parler à la première personne », Sulivan l'a trouvé dans le labour littéraire (lecture et écriture), le ressassement des mots, le remuement des phrases, la herse dure de la relecture, les lentes et généreuses semailles, pour la subversion du sujet et la levée de l'œuvre, de la « Parole », dirait-il plus modestement (orgueilleusement?...).

Alors c'est dit : qui raconte l'histoire des romans de Sulivan, qui cite ses sources, qui connaît sa pensée explicite et implicite, qui repère ses penseurs préférés, passe à côté, reste sur les marges ou, pis, s'engloutit dans l'épaisseur opaque de « son monde » dont sa « Parole » a précisément fonction et mission de dégagement.

Peut-on aller plus loin? Oui, pour dire que l'écriture, la « Parole » de Sulivan si elle se libère du monde c'est pour s'animer. Qu'est-ce à dire?

Eh bien, qu'est-ce que l'âme?!... Chacun dans son histoire trouve sa définition. Voici la mienne, aphilosophique, agnostique, apragmatique, arrogante peut-être, assez ignorante sans doute, sulivanienne quelque peu. L'âme c'est là où chez l'homme ça s'anime, avant les grands clivages, les distinguos-distingués, les symétries subtiles; là où on « peut lire Descartes comme un cauchemar »... De quels clivages l'âme fait-elle l'économie? Allons-y encore! Courage! énumérons les tenailles qui étouffent : l'esprit et le corps, la théorie et la pratique, l'abstrait et le concret, le bien et le mal, le mystique et la politique, la thèse et l'antithèse, l'écrit et le parler, la science et la poésie, la croyance et l'incroyance... Bref, et, pour ne pas y revenir, les grandes dualités humaines, paralysantes, néantisantes, objectivantes, déboussolantes, débilitantes. Vous m'avez compris; l'âme c'est avant l'intelligence, les sentiments, le beau langage et le bel esprit; là où tout émerge à vif et à cru; là où le cheval n'a pas encore appris qu'il y a le pas, le trot, le galop, la haute école, la grosse cavalerie et le grand cirque.

Eh bien, je vous l'apprends si vous ne l'avez pas lu, Sulivan écrit avec son âme comme d'autres avec leur cerveau pensif, leur langue psittacique, leur zizi frénétique, ou leur m'as-tu-lu narcissique.

La mise à distance du monde par le langage, le « meurtre de la chose pour qu'advienne le mot », tout ce que les « freudo-structuralo-marxistes », comme il les nommait en riant, ont si bien vu et analysé, n'est qu'une condition, une épreuve préalable, un mouvement élémentaire, inaugural. Sans doute, sûrement, le langage est-il cette substitution du mot à la chose, mais l'écriture de l'écrivain, plus encore la Parole de l'écrivain, Sulivan est affaire d'âme. « S'il faut porter en soi de larges espaces », ce n'est pas pure machinerie parlante mais mise en mouvement, animation précisément. Cette âme émerge et se répand dans la pensée, l'existence quotidienne, l'amour amoureux. Chez certains, elle s'exprime aussi par le mouvement infime, baroque, nerveux, multiple à l'extrême, et combien propre à chacun, d'une main qui trace sur le papier des signes précipités et durs, dans une tumultueuse ou spasmodique urgence. Mais attention : comme cette écriture près du corps se distingue de celle du scribe, de tous les copistes polygraphes ou calligraphes... La même plume, le même papier, les mêmes mots, phrases, syntaxes, vocabulaires, cultures, savoirs, croyances... et dans le premier cas en plus... Quoi? l'âme! Ne riez pas; trouvez un autre mot! l'inspiration? C'est-à-dire le souffle, l'*animus*... On y revient! Le style? le stylet, stylo, on se rabat sur l'objet par peur de ce qui l'anime. La personnalité? l'écrivain n'est pas un *persona,* un masque, Sulivan moins que les autres. Le métier? Lisez la littérature besogneuse elle s'éteint d'elle-même. Les influences? oui, si l'esprit influe où il veut, influe librement. La culture? oui au sens du labour, mais d'où vient le grain? Alors, vous voyez bien qu'il faut parler d'âme...

Disons, si vous le préférez, l'esprit ou le souffle, c'est pareil.

Alors comment s'anime, respire l'écriture Sulivan? Comme celle d'un homme pressé, d'un passant hâtif qui a vu l'invisible et brûle de dire la bonne nouvelle. Ce n'est pas le lieu de compter, décompter, disséquer et resséquer; pas d'anatomie ni de chirurgie sauvage... Mais si vous avez lu Sulivan, vous savez qu'il respire vite : de l'inspiration large de la métaphore à l'expression puissante de la métonymie, ça « oscille » dur, fort et à toute vitesse. On croit qu'on va s'embarquer dans la nuée d'un mouvement ascendant d'images, il vous rattrape d'une main ferme; la phrase suivante, il semble l'écrire à la pointe sèche, Code civil, Stendhal, XVIIIe, Cioran, Blanchot... Et tout à coup les tourterelles s'envolent et avec elles Rimbaud, le surréalisme, Rabelais, Shakespeare. Comme c'est nerveux un homme qui voyage hors frontières et qui parle en marchant. « Flashes rapides. Ne jamais s'arrêter en route, pas de regards en arrière. Des instants privilégiés inscrits à jamais dans la chair du souvenir, un battement de cœur, le sentiment d'étrangeté, l'écroulement, le déracinement, l'éveil dont il faut s'éveiller encore. Le chroniqueur ne veut rien prouver. Pas de théories, rhétoriques. Par là qu'il me touche. Un langage à la fois précis et haletant, des enchaînements, plus rythmiques que logiques et qui déconcertent parce qu'ils survolent le savoir. » Sulivan écrit cela d'une autre Parole mais on y reconnaîtra la sienne, cet espoir qui respire, ce souffle sans repos, cet esprit sans répit.

« J'en veux à votre vie », « je roule pour vous », « qu'importe si ce n'est pas vous qui écrivez ». Qu'est-ce que cette fonction de l'écrivain que Sulivan affirme? Henri Guillemin qui ne s'en laisse pourtant pas conter, pourquoi écrit-il : « Sulivan ou la Parole libératrice »? Parce que ça respire la santé chez lui; cure d'altitude, de plein air, voyage dans le pays de la liberté du dire et de l'exister.

Ça s'explique, voyez-vous... Voulez-vous? Un écrivain, on suit son chemin, sa marche, son propos et ce faisant on partage son souffle, son âme. Ainsi Sulivan nous expose et nous révèle sur le chemin de sa phrase et de son propos. On marche à fond, on respire, on s'essouffle, on s'apaise. On croit se reposer sur la fermeté de la pensée, la limpidité lustrale, serrée métonymique du langage quand éclate la métaphore inattendue, inespérée, « soufflante », « transportante » dérangeante, libérante; bouffée d'air, haut plateau, envol palpitant. Plus loin, on croit pouvoir flotter, planer, sur des images, se laisser bercer sur des vagues successives de comparaisons, sur des flots majestueux de poésie et d'un coup de reins, de nerf, le cheval se cabre, rênes serrées par un cavalier qui retient son souffle, serre les flancs, ombrageux sur une pensée, buté sur une certitude.

Là est la libération : dans cette imagination ample alliée à cette fidélité ferme du propos, dans cette autorité effrontée à maintenir dans la même phrase, le même souffle, la même âme, un antagonisme vivant entre *Doxa* et paradoxe, l'image emballée et le mot précis, le ferme et le flou, l'homogène et l'hétérogène, la vie et la mort. Étiré, tendu et souple, crucifié et ressuscité entre métaphore et métonymie, ferme et vivant comme un muscle, une âme, un amour répète : liberté, liberté.

Ça revient, ça insiste, obstiné comme l'oiseau de l'aurore qui sait avant même la première lueur de quelle splendeur sera le jour à son midi, guetteur sagace, prophète inspiré des fortes joies matinales, dans le plein règne de la nuit.

Essayons d'aller plus avant au risque d'être pédant et de faire rire Sulivan là où il est. Si le lecteur se prend à espérer et à se dilater d'un grand rire, à la lecture de ces textes où se combinent avec bonheur et autorité l'envol métaphorique et la reprise métonymique, certains pourraient l'expliquer par je ne sais quelle « assomption jubilatoire » et identificatoire à un maître; maître du langage; maître des choses aussi par la toute-puissance magique, voire perverse, de la science des mots, de la rhétorique pour tout dire. Sulivan serait un maître... Silence, les rieurs... D'accord, je n'insiste pas.

En effet, s'il récuse violemment les maîtres dans ses écrits, bien plus encore il apparaît avec insistance qu'il ne maîtrise pas son écriture : « Je ne sais pas quelles sont mes positions. Je ne les connaîtrai vraiment que lorsque j'aurai écrit, le premier surpris par les mots. » « Proche, à croire qu'elle est moi, souverainement étrangère, inattentive à ma joie, douleur, vie, mort. Transpersonnelle. J'attends, je n'attends qu'elle, je redoute. Je supporte le vide, la carence : c'est encore elle. On ne le sait qu'après.

« Veilleur de nuit, espion du double jeu, je

veux savoir comment elle survient, s'éclipse. Toute prévision vaine. Parfois cependant on la devine à la qualité de l'air, à l'absence de soi, au brillant des objets, aux lianes qui se mettent à faire tout tenir ensemble, les fleurs deviennent réelles, les maisons existent, l'homme debout s'avance royal. La dissolution de tout s'arrête. »

Alors le plaisir vital et vivifiant de lire Sulivan, si ce n'est décidément pas celui de l'identification leurrante et admirative au maître, quel est-il? Celui de la vérité tout simplement. Là où la maîtrise renonce, advient la vérité; la vérité du sujet écrivant, la vérité du sujet lisant (avec toupet il ne distingue pas). Il y a un phénomène de vérité dans le propos de Sulivan qui est tout à la fois la cause et l'effet de son écriture, c'est-à-dire de son âme. Précisons : les oscillations métaphoro-métonymiques auxquelles nous soumettent ses écrits, auxquelles ils le soumettent lui-même, sont celles-là qui régissent le flux et le reflux de ces grandes vagues de fond que Freud nomme le « processus primaire », c'est-à-dire la production basale de l'inconscient. Quand Sulivan parle « d'une écriture de la main », « de l'écriture près du corps », « d'une écriture-parole », sans doute a-t-il l'intuition qu'il use d'un langage proche de celui que parle l'inconscient dans la vérité de la parole-pleine.

Ce même effet de vérité se rattache aussi à la discontinuité de beaucoup de ses écrits, parmi les plus personnels, les plus parlants. Cette écriture fragmentaire, séparée par des blancs, « trouve en cet écart non pas ce qui les termine, mais ce qui les prolonge, ou les met en attente de ce qui les prolongera, les a déjà prolongés, les faisant persister de par leur inachèvement, toujours prêt alors à se laisser travailler par la raison infatigable, au lieu de rester la parole déchue, mise à part, le secret sans secret que nulle élaboration ne saurait remplir » (Blanchot).

Cette saisie efficace, et simultanément cette mise à distance du monde; cette animation nerveuse et chaleureuse du propos; cette discontinuité du texte au service de la continuité secrète du discours, peut-être pourra-t-on y voir quelques clés un peu pédantes sans doute et, assez plates, de la puissance, non pas évocatrice, mais bien : invocatrice au sens intime et insurrectionnel des écrits de Sulivan.

Mais laissons la mécanique et venons-en à ce qui se produit : c'est bel et bien un gai savoir. Il sait l'écrivain, de savoir d'écriture, que le réel est impossible et que « si la mort est le réel et si le réel est l'impossible on s'approche de l'impossibilité de la mort » (Blanchot). En d'autres termes moins teintés du discours ambiant : le réalisme primaire est naïveté erronée. Sulivan apprend et nous apprend dans son souffle de paysan marcheur, de « terreux », à renoncer à la fascination mortifère par le réel et, dans son rire de rescapé du désastre, à se dégager des choses apprises, des idées balancées, des croyances répertoriées et ripolinées au profit de l'humaine réalité, c'est-à-dire de ces mêmes choses, idées, croyances, reprises dans l'animation du langage vivant, réappropriées dans le souffle du verbe créateur.

Avec lui nous apprenons que si le réel parfois nous heurte, le plus souvent se dérobe, sourdement, aveuglément, décidément, « impossible », la réalité, elle, nous attend, à vivre, à faire, à aimer, à rire.

La nuit est une bien réelle et bien opaque illusion à laquelle l'oiseau sagace et prophétique qui chante dans l'obscurité totale ne se laisse pas prendre. Il connaît la réalité sans faille du jour à venir, qui vient, qui est déjà là dans la répétition obstinément changeante, dans la variété si fidèle de son chant, dans la belle confiance en son gai savoir.

L'économie de la croyance chez Sulivan

SON contenu étant pour l'essentiel à référence ou à connotation religieuses et singulièrement chrétiennes, il nous faut à l'évidence, pour lire Sulivan dans sa pleine dimension, être sensible à ce qu'il en est de la religion et du christianisme dans son œuvre.

On y trouve, avec une véritable constance et insistance, des mots qui me paraissent être autant de points de repère possibles, plutôt lieu langagier de polarisation émotionnelle que concept au sens induré et construit. Ces mots les voici, au hasard de la plume et dans le désordre de la réminiscence : la Parole, le Poème, l'Écriture et l'écriture, les palais conceptuels, le scribe, le Secret, la pudeur, les Grands Prêtres, le petit prophète, le petit chrétien, les souterrains, la ligne de crête, la petite joie increvable...

Ce repérage de la Religion Sulivan comme tension animatrice de son œuvre littéraire, je tente de le faire, non dans une perspective théologisante ou philosophisante tout à fait incongrue ici et pour moi, mais bien comme tentative précautionneuse de rapprochement entre un mode de croyance et une démarche d'écriture, une disposition de l'esprit et une manière littéraire.

J'avance d'emblée que ce propos comme ce style me paraissent être mis en œuvre sous l'effet simultané et antagoniste (collision-collusion) d'une adhésion et d'un refus en présence du fait religieux et particulièrement du christianisme tel que nous le connaissons en cette fin de second millénaire. J'essaierai de situer le lieu de collision entre ce refus et cette adhésion, lieu sensible à vif, où s'élabore son œuvre comme propos d'amour et de colère mêlés, en évoquant, avec une pesanteur dont on voudra bien m'excuser, les rapports de la pensée mythique ou mystique d'une part, la pensée religieuse d'autre part, la pensée ecclésiastique enfin.

Pour tenter d'être clair en peu de mots dans un domaine qui ne l'est pas, je rappellerai que la pensée mythique, telle qu'elle se trouve représentée par exemple dans l'œuvre d'un Jean-Pierre Vernant concernant le monde grec, se caractérise par un rapport au temps bien particulier. Ce temps n'est pas celui de l'Histoire, mais celui de l'instant et des rythmes fondamentaux du cosmos et de l'existence humaine. Il en résulte, entre autres conséquences, que la Vérité n'ayant pas une origine datable et situable, elle se présente sous une forme intemporelle, imagée, sensible, immédiate, sans référence explicite au passé et à l'avenir et plus analogique que logique. Elle se déploie dans l'intensité des consciences singulières et dans l'immédiat des pratiques. Elle est, en tant que telle, étrangère aux notions d'orthodoxie, de dogme ou de morale imposée.

Cette pensée mythique ou mystique se transmet par un témoignage privé, souvent oral, imagé, « corporisé » au sens joussien, sans mise en forme conceptuelle, chaque génération et chaque sujet devant trouver pour son propre compte l'usage qu'il en fait et le sens qu'il lui donne.

La pensée religieuse procède certes du dispositif mythique mais s'en distingue par une visée universaliste et par la place privilégiée de l'écrit et du concept dans sa transmission, le texte fondateur mais plus encore son commentaire prenant valeur sacrée dans son contenu explicite. De ce fait, le statut de la Vérité se différencie considérablement puisque c'est *l'interprétation* par une autorité compétente du récit mythique qui contient cette vérité et non *l'effet* de ces mythes et récits dans l'esprit de chacun. De même, le rapport au temps de cette pensée religieuse se spécifie en ce qu'elle est historicisante. Dans le passé les événements, les personnages fondateurs sont considérés comme factuels et désignés comme réels; l'avenir doit s'organiser en fonction d'un salut ultérieur, d'un accomplissement dans la fin des temps. Quant au présent, il n'est pas « l'instant vertical » tel qu'il est saisi dans l'immédiat du récit mythique, mais un moment quasi abstrait et tout à fait parcellaire de la geste continue et globale d'une Histoire sainte.

Il conviendrait de préciser davantage le statut et l'économie bien particulière de la croyance dans les religions chrétiennes. Croire, c'est, comme l'indique la racine du mot, faire ou accepter un crédit, reconnaître une dette, une créance. Faire crédit à ce long récit écrit et transmis au fil des temps que l'on nomme la Bible, reconnaître une dette à son égard : c'est cela radicalement, modestement, basalement, être croyant, « petit croyant ».

Or, dans la longue narration biblique, celui qui veut bien y accorder crédit, créance, croyance, verra s'effectuer un puissant travail de déplacement. D'abord, le Monde lui apparaîtra déchiffrable, dicible : vivable donc. D'autre part, tandis qu'il verra s'effacer les Idoles muettes, terrifiantes ou tutélaires, se révélera à lui progressivement, en leur lieu et place, la figure d'un père aimant et parlant. Ainsi la créance, la croyance, le crédit accordé à la Parole biblique apparaissent très crûment dans les Évangiles comme une dette vis-à-vis d'un père, c'est-à-dire un héritage s'exprimant dans un testament, le Nouveau Testament.

Un héritage, on le sait, peut se refuser ou s'accepter. L'accepter signifie : prendre connaissance du testament, reconnaître sa dette et ainsi s'intégrer dans une lignée légitime. En revanche, aucune disposition légale n'empêche l'héritier de dépenser ce qu'il reçoit ainsi selon la vérité de son désir. Une dette ou un héritage laisse libre de la dépense; c'est-à-dire pour l'esprit : la liberté de penser. Par ailleurs la reconnaissance de la légitimité et de la dette, vis-à-vis du récit biblique, implique le désir d'interroger le testament pour laisser parler le père qui s'y dévoile. On interroge, on interpelle, on sollicite cette parole, pour connaître la nature, l'étendue, la richesse de l'héritage. Cette interrogation et cette écoute d'un récit auquel on accorde crédit sont la base, le mouvement originel de cette étrange disposition de l'esprit et du langage qu'on nomme la prière. On voit qu'il s'agit d'un rapport, risqué, à un Dieu – événement de langage et d'histoire et non d'un contact simple avec un Dieu – élément naturel, immédiat et évident comme l'air qu'on respire ou l'eau qu'on boit.

Le rapport à ce Dieu qui parle, qui est Verbe, apparaît ainsi comme un fait non de nature mais de culture, non de légalité mais de légitimité, non d'obédience mais de créance, non de certitude mais d'interrogation ardente, non d'un sens déjà là pour tous mais de signification à trouver par chacun dans la liberté et l'intelligence.

Enfin, on pourrait désigner sous le nom de pensée ecclésiastique l'ensemble des propos et des pratiques d'une société organisée en Église visant à appliquer et à promouvoir dans les existences collectives et privées la pensée religieuse comme seule interprète autorisée de l'éprouvé mystique et des récits mythiques. Elle use pour faire entendre et appliquer cette vérité interprétative de références à une réalité patente et factuelle des récits et personnages fondateurs et aussi de sa filiation historique par rapport à ceux-ci.

On remarquera que pensées mythique et religieuse se déploient dans un va-et-vient et dans une intercorrélation tensionnelle nullement contradictoires, chacune n'apparaissant que rarement à l'état pur. C'est le jeu souple de l'antagonisme de ces deux dispositifs de pensée qui permet généralement d'éviter les contradictions paralysantes et l'aporie insurmontable.

Mais la pensée ecclésiastique, tirant son autorité et sa légitimité de son historicisme et de sa fonction interprétative de la pensée religieuse, tend à déstabiliser l'harmonie de cet antagonisme fonctionnel en surinvestissant l'un des deux termes (la pensée religieuse), faisant ainsi évoluer le rapport antagoniste vers la contradiction et l'aporie. Elle recourt alors pour tenter de les résoudre aux moyens qui sont les siens : insistance sur le réel des récits fondateurs, sur l'interprétation comme lieu de la vérité, sur l'importance de sa filiation légitime.

Cette démarche, en appelant à la soumission, à la loi, au réel et à la raison interprétante, n'est d'ailleurs pas sans satisfaire nombre d'esprits angoissés, encombrés de leur liberté, en quête de contenance ou de convenance.

Et pourtant la difficulté n'est détournée par la pensée ecclésiastique que de façon insatisfaisante en raison du contenu même des récits fondateurs. Ceux-ci, l'Évangile mais aussi l'Ancien Testament, insistent, en des termes qu'on ne peut éluder, sur la primauté de l'esprit sur la loi, de la simplicité sur la puissance, de la liberté sur la soumission, des dispositions intérieures sur les pratiques extérieures. Cela conduit la pensée ecclésiastique à une position difficile à tenir, ses interventions tendant d'une part à déstabiliser l'antagonisme dynamique entre mythe et religion, faisant ainsi éclater contradictions et aporie, et d'autre part à se mettre elle-même en contradiction par rapport au contenu et à la forme des récits fondateurs et singulièrement à la figure et aux propos du Christ. Le recours, dans le monde ecclésiastique, aux concepts autoritaires et paralogiques de mystères, de dogmes ou de préceptes moraux vient signifier cette impuissance à laisser jouer l'antagonisme vivant des positions mythiques et religieuses.

Pour moi, ces différents dispositifs de pensée sont autant de fenêtres sur une même Réalité et chacun peut en faire usage et en tirer profit pour la Vérité selon les dispositions particulières de son esprit.

Ce long et pourtant trop schématique exposé de trois « dispositifs » de la pensée chrétienne n'a pour but que d'aider à repérer avec une certaine précision l'épicentre de ce frémissement souterrain qui donne aux propos de Sulivan son animation bien particulière. Pour simplifier, sans doute à l'excès, je voudrais avancer que Sulivan, familier du christianisme mythique et mystique, se trouvait également à l'aise dans son expression religieuse. En revanche, l'aporie ecclésiastique ne l'a pas laissé passif, indifférent ou tolérant. Butant sur cette impasse, il n'a pas pris comme beaucoup le parti d'en rire ou de s'enfuir. Il s'est levé en lui, prêtre de l'Église catholique, une sorte d'anticléricalisme blessé mais non mortifère. Tournant le dos aux dédales du dispositif ecclésiastique, il s'est jeté avec une fureur joyeuse sur la familiarité intime des récits évangéliques, comme face à un désert glacial on se retourne en courant vers une terre familière et nourricière. Les « Grands Prêtres », « Grands Croyants » lui tenaient des propos contradictoires, le plaçant en relation ambivalente par rapport à la référence chrétienne en le faisant buter sur de véritables doubles messages. Les failles ou les faillites du propos ecclésiastique, colmatées par des applications énergiques de dogmes et de morale imposée, ne lui ont pas échappé longtemps. Il n'a pu supporter la domestication du grand fleuve nourricier en canaux besogneux et contradictoires.

C'est ainsi, à mon sens, que s'est produite une saisie sauvage et libre du poème évangélique, texte vivace, intemporel, « internel », et à usage privé, lieu d'émergence d'une parole germinative comme il était dit dans l'histoire du Semeur. Cette délectation absolue et immédiate du propos évangélique fut sans doute aidée par la lecture de Jousse le « terreux », des poètes des profondeurs (Robin, Grosjean, Daumal), chapardeurs de la Parole pour un usage privé et partagé à quelques-uns, des autres navigateurs aventuriers engagés sur les flots de l'écriture en situation de perdition et en l'espérance de salut, de Nietzsche à Kierkegaard et à Michaux.

Le salut fut alors trouvé dans le « temps vertical » et dans la lecture immédiate des récits évangéliques avec le zeste de religieux qu'impliquent la fraternité sociale et le respect de la filiation historique. Par contre, furent rejetés la réglementation des amours, la pesée exacte des certitudes, la totalisation à la décimale près des croyances, les mots d'amour aigris en mots d'ordre, le poème réduit à la lettre, l'Écriture engendrant le scribe au lieu de mettre en œuvre l'écrivain.

Collisions, souffrances, refus, jubilation des retrouvailles du texte originel, voilà où ça l'a mené, Sulivan, l'Évangile. Il ne faut pas s'étonner qu'il y ait tant de colère, de bouderie, d'enthousiasme, de nervosité ombrageuse, d'éclats de joie dans le souffle et la démarche d'écriture de cet homme, conduit par le « terreux » de Palestine à secouer ses poussières devant le temple déshabité et à reprendre son chemin en laissant là ses semelles de plomb.

Comprenons que cette écriture a fonction de désengagement, c'est-à-dire de mise à distance des automatismes du prêt-à-penser et du *ready-made* chrétien, par un mouvement de langage vif et alterné, tendu d'antagonisme, allant et devenant, souple et énergique comme l'allure d'un marcheur libéré des entraves des amours de commande et des parcours obligés. Cette oscillation qui dégage et libère par de vigoureux coups de coude syntaxiques, c'est le mouvement même du propos humain à l'état natif, c'est-à-dire de la parole pleine, trouvant sa respiration souveraine entre une large inspiration métaphorique et une forte expression métonymique. Voilà sans doute le ressort profond, le fantasme originaire de « l'écriture-parole » ainsi que Sulivan évoquait sa manière. L'œuvre de Sulivan a une texture et recèle des nervures qui se souviennent de tous ces heurts, colères, retournements, retrouvailles, insurrections, résurrections.

L'amitié

Les surprises heureuses des rencontres nouvelles ouvrent souvent des champs au cœur et à l'esprit, l'amitié durable contribue, elle, à nous fonder en notre histoire singulière, en dehors et et au-delà des avatars malheureux, des péripéties heureuses et même de ces ruptures apparemment radicales où nous voulons donner l'illusion grandiloquente de repartir de zéro. La fidélité de quelques amis est là pour nous dire : nous t'avons aimé dans d'autres temps, lieux, circonstances, nous t'aimons encore puisque c'est toi que nous aimions et non ces situations particulières. Ces amis nous apprennent ainsi à être plus fidèles à nous-mêmes et sont les témoins de la continuité véridique de notre histoire.

C'est un des petits mystères très doux dont la vie est pleine et dont elle tire bonheur et confiance : des conversations commencées à vingt ans peuvent durer toute une existence, apparemment interrompues par des événements extérieurs, mais souterrainement prolongées en l'absence même des interlocuteurs. Quand ils se retrouvent, elles jaillissent à nouveau, animées du même élan, nourries des mêmes intérêts, se déployant dans le même esprit et avec la même émotion.

Les « amis à jeter » que le sociologue américain Toffler pensait être ceux de notre monde postmoderne, sur le modèle des crayons, briquets et rasoirs du même nom, ne mériteraient sans doute pas le nom d'amis puisqu'ils ne supportent pas le « Choc du Futur ». Tant pis pour les étourdis qui laisseraient dissoudre la longue fidélité toujours renouvelée, leurs longs dialogues intérieurs avec quelques amis par les nouveautés de pacotille et l'écume des temps dispersés.

L'amour?

COMMENT méconnaître que, chez l'homme et la femme, la sexualité tire son rôle et sa dimension maturante et structurante de ce qu'elle ne se réduit pas seulement au sexe et à son fonctionnement? La sexualité est bien en effet ce trouble jeté dans le sexe par un mystère intime, caché, et peu à peu, par instants, révélé et révélateur de la vérité du désir. Il y a, entre la sexualité et le sexe anatomique et physiologique, la même distance qu'il y a entre « cette ondulation du réel » (Lacan), qui fait notre réalité vivante et vivable et le réel, pur et dur, insensible et insensé qui constitue le monde chaotique et douloureux des grands malades mentaux.

L'asymétrie amoureuse

Les systèmes animés, depuis les formes biologiques les plus élémentaires jusqu'aux organisations complexes de l'esprit, tirent leur dynamisme tout autant que leur fragilité de leur asymétrie et de leur radicale non-dualité.

Rien de vivant ne s'organise dans la confrontation à son semblable, il nous faut bien le vérifier, quand bien même notre pensée, fille de peur, chercherait, dans le mol balancement des symétries, un assoupissement bienheureux.

On le dit, depuis le livre de la Genèse, la femme et l'homme ne sont pas en symétrie, même pas inversés, même pas complémentaires. Le couple n'est pas une relation de personnes basée sur l'amour du semblable comme on l'a parfois laissé croire, mais bien la vie ensemble d'un homme et d'une femme en leur radicale différence.

Conséquence pratique : chacun et chacune a ses propres styles de vécu et d'existence et, plus encore, de défense contre l'angoisse.

Il faudrait, bien sûr, y mettre des nuances mais pour faire vite, je dirai : une femme angoissée parle, cherche le contact et va de l'avant; un homme angoissé se tait, se retire et va de l'arrière. D'un côté, Madame en difficulté se confie à ses amis, part faire des achats, se trouve une petite robe pas chère et joliment inattendue, s'évade dans la rêverie ou des projets, imagine une nouvelle décoration de sa maison, ensorcelle le jardin de couleurs fleuries, se jette à grandes brasses dans un livre aux larges horizons ou « tire des bords » d'une vitrine à l'autre de la rue commerçante de la ville; bref, elle sort d'elle-même, prend le large, maîtresse accomplie de l'Art et de la Fugue. Dans le même temps, Monsieur, mobilisé par la même angoisse, descend dans la profondeur de son atelier, se harnache de ses vieilles frusques, s'absorbe dans un lent et silencieux dialogue avec une pièce de bois docile au polissage, une mécanique rétive à s'articuler, un épineux problème de comptabilité, dans l'écriture soigneuse d'un texte, dans la lecture attentive d'un livre technique ou historique, dans une rencontre secrète avec une musique distillée dans la bulle enchantée du casque hi-fi; il se plonge dans la mise en ordre d'un jardin en perpétuelle insurrection : désherbant pour les allées qui s'oubliaient, coupe au carré des haies hirsutes, émondage rigoureux des folles ramures et des branches abusives d'arbres prétentieux, mise à ras d'un gazon sournois. Cela avec l'aide mécanique d'engins dont il faut aussi entretenir la puissance réductrice (nettoyage, huilage, graissage, affûtage)!

Et quand on se retrouve, Monsieur, qui croit que Madame est comme Monsieur, demande : « Avais-tu " besoin " de cette robe, qu'est-ce que ce livre t'a " apporté ", qu'est-ce que ton amie t'a " appris ", n'as-tu pas planté trop de fleurs, qu'as-tu " fait " en ville? » Et Madame, qui croit que Monsieur est comme Madame, s'étonne de tout ce temps et de toute cette énergie passés à s'absorber dans le déjà-lu, le déjà-vu, trop-connu; elle s'irrite de cette complaisance pour le farfouillage d'une mine à ciel si peu ouvert; s'inquiète : « Ne dis pas que tu es resté " seul " tout le temps! »

Alors, à ces deux-là je me permets de dire : « Vous avez voulu d'une femme, prenez cette femme. Vous avez voulu d'un homme, prenez cet homme. Ou bien alors, célébrez en grandes pompes funèbres et solitaires les noces de mort, tranquillement assis face à votre miroir. »

Les mots d'amour

Le discours du cœur, les dits de l'amour portent, chez ceux qui en sont saisis, force, confiance et vérité. Parler d'amour c'est parler d'or, radicalement. Je doute qu'il y ait vraiment un « nouveau discours amoureux ». En revanche, je crois qu'on oublie un peu le parler d'amour. L'intelligence, l'information, les données précises, les savoirs sur l'esprit sont tellement envahissants qu'on peut s'interroger sur la place laissée aujourd'hui aux mots d'amour. La mode est-elle aux faits, aux chiffres, aux actes, au réel, ou, au contraire, aux rêves sans paroles des paradis imaginaires? Mais la réalité amoureuse est-elle, autant qu'elle le mérite et le nécessite, reprise, refaite et créée dans ce langage si fort et si particulier que les esprits fermés croient réservé aux poètes? Il ne s'agit pas là de préoccupations esthétiques. L'amour, en devenant un fait, un acte de pur réel, tout au plus précédé d'un brin de baratin, ne va-t-il pas venir à manquer? La civilisation du réel n'étoufferait-elle, pour un temps sans doute, le parler d'amour, c'est-à-dire les fortes épousailles du fantasme et du langage, ces dits d'amour que certains qui ne sont ni des naïfs ni des évaporés tiennent pour les vrais fondements de la vie en couple d'un homme et d'une femme? L'instabilité progressivement accrue des couples, que chacun reconnaît, ne serait-elle pas à rattacher, plutôt qu'à une hypothétique crise de la « morale », à un étouffement du langage amoureux sous l'épaisseur du discours rationnel et opérationnel?

Histoire d'amour

Au-delà des mots, grâce à eux aussi, l'amour de l'homme et de la femme se spécifie par la multiplicité incroyable des formes et des figures où il se donne à connaître, contrastant en cela avec la fixité des amours animales : coup de foudre; passion, amour fou, platonique, érotique; puissance amoureuse et ardeur à connaître; heures de vérité dans l'aveu, les mots, la pensée, les preuves et les épreuves d'amour.

Très particulière aussi est l'économie; le système où il se fonde et s'échange; la joie comme mise de départ indispensable; « le don de ce qu'on n'a pas » recevant en réponse la reconnaissance par l'autre de ce manque comme signe de désir.

Très spécifique encore est l'espace où s'opère cet échange amoureux : l'intimité d'un lieu privé, certes, mais plus encore d'un langage commun et d'une mythologie ensemble créés et partagés, espace symbolique nécessaire pour que l'amour *ait lieu.*

Tout à fait particulier, surtout, est le « dispositif » profond de toute relation amoureuse; ce dispositif porte en lui la capacité et la nécessité de l'amour à se déployer en histoire à travers un parcours métamorphique, identique et changeant « comme la vis du pressoir ».

En effet, l'homme et la femme en amour sont disposés l'un par rapport à l'autre, à partir de la coupure qui fonde et inaugure leur vie amoureuse, dans une asymétrie radicale et un antagonisme fondamental. Cela a été exprimé brutalement en des phrases lapidaires depuis l'Antiquité grecque jusqu'à nos jours : « Pas de vie sans homme et femme qui sont contraires » (Héraclite). « Il n'y a pas de rapport sexuel » (Lacan). L'amour amoureux n'enrichit pas; il « rend pauvre » (Freud). Il nous enlève notre belle suffisance, nous oblige à nous en remettre à quelqu'un d'autre de notre manque, notre faim, notre désir de lui. Mendiant affamé, chasseur vigilant et altéré, prédateur résolu, guetteur de signes, curieux insatiable d'une perpétuelle nouveauté, spécialiste pénétrant, découvreur surpris, jamais satisfait et souvent heureux, voilà ce que fait l'amour de celui qui a la chance d'être saisi par cette belle maladie du cœur.

Sous l'effet combiné de cet antagonisme asymétrique d'une part, et d'autre part de l'ardeur de leurs pulsions et de l'insistance de leurs phantasmes, de leur désir, de leur Parole, la seule voie qui soit offerte aux amants est soit de renoncer à s'aimer, soit de laisser se déployer leurs vies singulières en existence commune, en histoires tressées, à travers les inévitables méandres et les nécessaires métamorphoses.

Le pauvre amour

« EN amour pas de sentiment. » L'amour n'est pas principalement arrangement mais dérangement ; bienveillance amicale mais tendre guerre avec arcs, flèches, blessures ; rêverie sensible mais action : « Il n'y a pas d'amour, il n'y a que des preuves d'amour » (Reverdy).

Et qu'en est-il alors de la douce similitude de deux âmes sœurs qui dans une belle communion d'esprit « regardent ensemble dans la même direction »? S'y attarder serait faire peu de cas du tohu-bohu amoureux, irruptif et éruptif, plus volcanique qu'océanique. C'est par éruption, sans crier gare et sans tambour ni trompette, que le sentiment amoureux apparaît. C'est sous forme d'irruption qu'une relation amoureuse s'instaure, troublant la quiétude du quant-à-soi personnel et ouvrant une brèche dans la cohérence et la stabilité personnelle, sociale et familiale. C'est ainsi qu'on a pu écrire, avec sans doute quelque excès de langage, qu'un mariage qui se ferait avec le plein accord des familles serait, en quelque manière, incestueux. Ce chambardement fait peur et pour éviter de « tomber » en amour, on le refoule, le plus souvent par la maîtrise et la puissance, mais aussi plus subtilement par la mécanique du sexe ou les fantasmagories de la sexualité.

Et l'échange, le don de soi-même tant célébré? On approche là de la fine pointe de la vérité amoureuse, du moins si on approfondit un peu ce que recouvre l'apparente banalité des mots. Que donne-t-on de soi-même dans l'amour? Ce que nous avons de meilleur? Nos qualités de cœur et d'intelligence, la beauté de notre visage ou de notre corps, les richesses de notre esprit? Cela n'est pas spécifique de l'amour amoureux, mais au contraire très précisément ce qui se vit dans l'amour dit « pervers » : « Je l'aime à cause de son bel esprit, de sa taille fine, de ses longues jambes ou de son gros portefeuille; il me les faut. »

En revanche, l'amour amoureux, lui, n'enrichit pas : il « rend pauvre », écrivait Freud. Il nous enlève notre belle suffisance, nous oblige à nous en remettre à quelqu'un d'autre pour le plus vif de notre bonheur, à donner à autrui la possibilité de nous faire souffrir.

Mais quelle est-elle donc la nature de cet échange qui ne rend pas plus riche? C'est bien là le hic de l'étrange et joyeux mystère amoureux : en amour « nous donnons ce que nous n'avons pas ». Nous faisons offrande à quelqu'un d'autre de notre manque, notre faim, notre désir de lui. Mendiant affamé, chasseur vigilant et altéré, prédateur résolu, guetteur de signes, curieux insatiable d'une perpétuelle nouveauté, spécialiste pénétrant, découvreur surpris, jamais satisfait et souvent heureux, voilà ce que fait l'amour de celui qui a la chance d'être saisi par cette belle maladie du cœur.

L'ardente pauvreté de l'amour, c'est la seule véritable et véridique richesse que d'y avoir goûté au moins un peu, une fois. Je vous la souhaite de tout mon cœur.

L'amour se déploie

Ce qui fait durer l'amour? Mais c'est l'amour! Ce qui assure longue vie au couple, c'est, bien sûr, l'intelligence, le respect, la sagesse, la prudence, mais n'est-ce pas surtout, essentiellement, les particularités mêmes de l'amour humain : l'insistance ardente du désir, la puissance inventive du fantasme à se dire, à s'incarner et à se déployer? Éros n'est pas un frêle enfant vite fatigué, facilement perdu, rapidement perclus, survivant tant bien que mal aux « deuils des illusions », continuant malgré tout sa marche titubante en s'appuyant d'un côté sur des règles instituées et de l'autre sur un aimable savoir-vivre patiemment appris ou sur un entraînement à une communication claire comme de l'eau de roche...

Certes Éros est un enfant, mais il a des ailes au dos et aux pieds, du rire et de la malice dans les yeux, des arcs et des flèches dans les mains : ce dodu, joufflu, fessu, pète de santé! Il est mobile, espiègle, énergumène, inventif, audacieux, curieux, insolent, souple, apte aux changements et aux initiatives inattendues. La pulsion érotique c'est tout bonnement la vie même dans sa victoire joyeuse, splendide et provisoire sur la mort. Alors, peut-être n'a-t-il pas trop besoin qu'on le réanime en lui apprenant à dialoguer, à lui le proférateur généreux, ni qu'on le fasse tenir debout par une orthopédie savante, ni qu'on le protège derrière un grillage réglementaire, lui l'acrobate de génie.

Éros, l'amour amoureux, est un rusé, un chasseur qui connaît à fond l'art de se dissimuler, de s'éclipser, pour jaillir ailleurs, autrement, usant de son arme favorite, la surprise.

Il est, aussi et surtout, bien-disant si on accepte de le laisser s'exprimer de sa voix singulière. Toute parole vraie est nécessairement parole d'amour, profération troublante de vérité, bien au-delà de la communication claire et exacte comme il en est dans le langage scientifique ou juridique.

Alors l'amour, Éros, laissons-le vivre. Il ne demande que ça. Voyez comme il a la vie incroyablement tenace quand des brouilles, des séparations, des deuils viennent à creuser une distance entre les amoureux, donnant parfois aux plus naïfs l'illusion grandiloquente que tout est fini entre eux. La psychanalyse, la pratique professionnelle nous apprennent tout au contraire que l'élan amoureux insiste terriblement puisqu'il s'identifie à la puissance métamorphique de la vie, à son aptitude, non à durer mais à se déployer en changeant, comme un fleuve, un roman, un roman-fleuve, une existence animée dans une histoire bien vivante, dans la permanence d'un style et la ténacité d'un héros.

UNE SOCIÉTÉ PRÉCIPITÉE

Précipité veut dire : pressé, trop pressé. Étymologiquement cela veut dire : qui tombe la tête en avant; et pour les chimistes cela signifie aussi le résidu insoluble qui demeure quand une solution se défait.

C'est bien quand de solution il n'y en a plus que, la tête en avant, notre société se jette à l'aveuglette sur des évidences éblouissantes et des leurres tout juste bons pour des alouettes. J'apporte ici quelques exemples.

Le visuel clinquant

FLASH, look, clash, spot, star, rush, intox, show, boom, pub, tube, scoop... Ainsi cliquette et clignote toute une ferblanterie mentale dont le tintamarre assourdissant et les éclairs aveuglants ont pour effet, sinon pour fonction, de remplir et d'ahurir les esprits et de couper court au cheminement paisible de la parole. Ces mots, si souvent entendus, dans leur brièveté énigmatique et leur brusquerie sans appel ni réflexion, nous introduisent, je le pense, dans le monde rutilant des nouvelles Idoles.

Ce qui est désigné ainsi relève en effet de l'immédiat sensible, de l'intemporel, de l'inarticulé, du fait brut, du savoir par bribes, du vécu morcelé, de l'évidence multiple et opaque. C'est là, tout de suite, brièvement, massivement; sans lien explicite au passé et à son histoire; sans rapport au futur et à ses projets; sans démarche de pensée; sans mise en avant ni déploiement paisible du propos; sans que soient tenues de paroles dans la durée et dans « l'espace du dedans » avec leur poids de doute, de vérité et de place faite à l'autre.

On dira peut-être qu'il y a quelque dommage à bouder ce qui pourrait apparaître comme des brillances de la modernité. Je pense que c'est parce que cela est vieux comme le monde que ce culte de l'Image, énigmatique et muette, me déplaît. Les mouvements, dans les peuples comme chez les individus, qui instaurent le meilleur de leur humanité résultent d'un lent et obstiné dégagement par la parole véridique et par le déploiement d'un propos tenu, des fascinations paralysantes des imageries et fantasmagories, résidus de la prime enfance.

Dans le magasin des vieilles idoles redorées à l'électronique : une vie politique conçue comme spectacle, des représentations répétées et dérisoires d'une foule de rois-soleil; des projets de lois précipitamment montés, présentés et démontés comme décors de théâtre; une culture où sonorisations et visualisations débordent de toutes parts les recherches et les trouvailles d'une parole trébuchante mais véridique; une vie amoureuse réduite souvent aux plates évidences et aux représentations de l'acte; langage, serment, déclaration répudiés comme fallacieux et bafoués dans leur valeur fondatrice; une vie de l'Esprit s'éblouissant parfois de happening religieux de style médiatique ou se figeant dans des prescriptions ou des croyances lapidaires. Laissons donc un peu ces vieilleries fardées des lumières magiques de la technologie. Ce n'est pas d'être en or qui change le veau, ni de briller, le vide.

L'homme étiqueté

Les uniformes, les badges, les vêtements lookés-branchés, les décorations, les titres ronflants ou provocants, l'espèce humaine ne manque pas d'idées pour en inventer; pour se masquer et se taire comme sujet en s'exhibant et en s'affirmant comme membre d'une « tribu », d'un groupe, d'une organisation collective.

Pour les professions, passe encore : les juges, les militaires, il vaut mieux qu'on les reconnaisse et précisément leurs fonctions sociales ne coïncident pas avec leur personne privée, se situant à la fois bien au-delà et largement en deçà. Mais la croyance, la foi, la parole qui fait vivre, tout cela qui tient le cœur battant et l'esprit éveillé, pourquoi, comment en faire un panonceau, une inscription emblématique ou publicitaire?

Si une foi, et pas seulement religieuse, vous habite, vous anime, pourquoi l'exhiber, la proclamer? elle se verra dans le regard plus que dans des badges ou des amulettes; elle s'entendra dans le ton d'un propos, la vibration d'un texte, dans l'emportement généreux d'une parole, dans la fécondité d'un désir, plus que dans une augmentation pesante ou un étiquetage plaqué. Et si elle ne vous habite pas vraiment, si l'animation s'est absentée, à quoi bon affirmer, proclamer, s'auto-identifier, arborer des panonceaux de signalisation confectionnés par soi-même, sur soi-même, pour soi-même?

Si l'Évangile, le Coran, la Thora, mais aussi telle conviction sociale, tel amour d'une culture, telle filiation de pensée vous a saisi, laissez donc les autres le reconnaître. Cela vous échappera comme une libre vérité, comme un secret qui fait signe. Ou bien alors lookez-vous, branchez-vous, badgez-vous et soyez sage comme une image, silencieux comme un veau d'or, homme-sandwich d'une pensée morte et d'un amour gelé.

Pardonnez cet emportement. Sur un autre sujet, j'aurais été plus calme; mais je crains la défaite de la pensée; je supporte mal la parole humiliée dans la société du spectacle.

La voyance

UNE voyante a été condamnée par un tribunal correctionnel : elle vendait le même « chiffre de bonheur » à tous ses clients. Il m'avait semblé que cette forme assez particulière d'escroquerie et d'exploitation financière de la crédulité jouissait d'une sorte d'impunité spéciale, peut-être à cause de l'antique révérence au sacré. Dans mes jours de cynisme, il m'arrivait, en mauvaise plaisanterie, de me réjouir de cette tolérance en faisant remarquer qu'il s'agissait, avec les différentes loteries, loto-gogo, des seules formes d'impôts sur la bêtise.

La revue bien connue *Sciences et Avenir* et aussi la très sérieuse *Recherche* ont l'une et l'autre demandé à des instituts de sondage d'interroger la société française sur ces pratiques appelées selon les tendances de celui qui en parle : para-sciences, phénomènes paranormaux, croyances irrationnelles, voyances, etc. Les résultats sont surprenants : trente-six pour cent des Français croiraient à l'influence des signes du Zodiaque sur les caractères; vingt pour cent que les voyantes peuvent prévoir l'avenir, et cela, sans différences importantes et significatives selon les milieux sociaux et même culturels. Le nombre des voyantes « déclarées » à Paris aurait quadruplé depuis dix ans.

Sans doute s'agit-il d'une constante de l'esprit humain résolument friand d'illusions. On peut également se demander si devant le « Désenchantement du Monde », fruit de la démarche techno-scientifique et d'un éloignement de l'esprit religieux, l'homme d'aujourd'hui ne recherche pas dans le contact avec ce merveilleux extérieur, organisé et payant, un rappel de cet émerveillement intérieur spontané et gratuit dont il a besoin pour vivre sa vie. « Ce qui est aboli du dedans fait retour au-dehors », écrivait Freud.

Le monde, les existences sociales ou individuelles sont aujourd'hui scrutés et représentés pour l'essentiel à partir de ce mode de pensée particulier que l'on a appelé la pensée opératoire, parce qu'elle se déploie dans la seule dimension des mécanismes opérants, utiles, adaptatifs, ceux qui s'observent dans les sciences exactes, ceux qui peuvent s'exprimer dans le langage mathématique et surtout ceux qui s'utilisent dans le monde de plus en plus complexe des techniques?

La civilisation techno-scientifique où cette pensée pratique, précise, utile, froide tend par sa logique interne, totalisante donc totalitaire, à englober le tout de l'esprit humain, a sans doute besoin, faute de mieux, de ces lieux de rêve monnayé que sont les officines des voyantes.

C'est pourquoi mon opinion est partagée. J'éprouve évidemment le regret de voir prospérer ces exploitations de la crédulité en ces temps de chômage et de pauvreté. Je déplore aussi que les grandes mythologies au sein desquelles nos civilisations se sont constituées et qui sont toujours présentes dans les livres, les mémoires, les vies mêmes, semblent être devenues lointaines, astres refroidis, faiblement éclairants, pauvrement réchauffants, insuffisantes à ouvrir et à animer « l'espace du dedans ».

Et pourtant je me défierais d'une répression judiciaire rigoureuse de ces pratiques qui pourraient être un *remake* de ces chasses aux sorcières où, en d'autres temps, la bonne pensée au pouvoir réduisait par la force un autre savoir dangereux et indispensable comme le mystère, coupant court à cette relation d'inconnu qui est pourtant inscrite dans le destin des hommes.

La santé

Elle implique, certes, qu'on ne souffre pas, mais aussi qu'on ne fasse pas souffrir; mieux : que l'on éprouve de la joie, mais également que l'on soit en mesure d'en susciter. Quant à l'arrêt de travail, s'il est souvent la marque de la maladie, on pourrait parfois y lire aussi un signe de santé : je veux dire la capacité, pas toujours si évidente, de trouver le doux plaisir de ne rien faire; à éprouver cet état de jachère, de l'esprit débarrassé de ses laborieuses cultures ou de ses divagantes broussailles; à prendre des distances avec l'exploitation sauvage de soi-même parfois considérée comme un devoir ou, pis, comme une vertu.

La santé permet, on le sait bien, de faire face à ses obligations sociales et personnelles. Perçoit-on aussi clairement qu'elle se traduit encore par la « capacité à être seul en présence d'un autre », qui se situe aux antipodes et fait contrepoids à toutes les relations à autrui en forme de dépendance angoissée, d'agrippement ou d'invasion et qui, en revanche, fonde toute relation respectueuse de la liberté et du mystère de chacun?

Et les médicaments? dira-t-on. Eux au moins, ils marquent une frontière claire entre la maladie de ceux qui les prennent et la santé de ceux qui ne les prennent pas! Sans doute. Pourtant, j'ai à l'esprit des exemples où une sorte de dépendance subtile, mais solide, aux médicaments apparaît. Il y a, en effet, des gens qui sont paralysés à l'idée de se soumettre à un traitement efficace et éprouvé, renonçant ainsi à la liberté de recevoir un secours extérieur, ressenti chez eux comme une intolérable intrusion ou le pénible réveil d'un rêve d'omnipotence solitaire. La bonne santé requerrait donc assez d'aisance d'esprit pour recevoir paisiblement les soins adaptés à l'état du moment.

Je veux aller plus loin et dire, après d'autres, que certains « n'ont pas assez de santé pour tomber malades » (Winnicott). Être normal c'est savoir tomber et se relever; lâcher prise à temps en évitant « une fuite dans la santé » factice; accepter de défaillir, de s'appuyer sur son voisin et de recevoir une aide marquée de l'intelligence et du désir d'un autre que soi-même.

Cela, en termes moraux, s'appelle la foi et l'humilité; en termes savants : la connaissance de ses limites et la reconnaissance de l'existence et du pouvoir des autres; en termes de tous les jours, je préfère appeler cette souplesse confiante du nom joli, frais et pimpant de bonne santé. A la vôtre!

Le sommeil de la raison

UNE distinction serait-elle à faire entre des bons et des mauvais magiciens? Sur des bases de moralité d'abord : sincérité, authenticité, bienveillance, prix raisonnables, durée de la « séance »; ensuite sur une référence affirmée à un courant spirituel : réincarnation, ésotérisme, karma, cosmos, nature, etc. Qu'il y ait des mages sincères, qui en douterait? Il s'agit justement de ceux, les plus scabreux, qui sont eux-mêmes possédés par leurs croyances paranormales. Nul doute aussi que bien d'autres sont des extralucides dans l'art de berner les braves gens et d'exploiter très rationnellement la naïveté, l'ignorance, la misère du pauvre monde.

Mais le problème est ailleurs : dans le déni que ces pratiques représentent, d'une part des besoins de l'esprit humain pour sauvegarder sa vitalité et sa dignité, d'autre part de ce que nous fait connaître la lecture de l'Évangile. Ceux qui prétendent donner (ou vendre) du sens à leurs semblables, un savoir aussi exact que possible de ce qu'ils doivent attendre de leur existence, méconnaissent ou méprisent ceci : que l'homme n'a qu'un chemin vers la vérité : c'est la recherche ardente et obstinée, non d'un sens à tout va et pour tout venant, mais de l'émergence progressive de la signification de son désir se dévoilant dans le déroulement de sa parole singulière. De même le récit évangélique et la Parole qui s'y exprime n'apportent pas de réponse immédiate et définitive à nos devinettes triviales ou métaphysiques, mais les retourne aussitôt vers celui-là qui les a posées, le questionnant sur son désir, le déplaçant « en esprit et en vérité ».

Tâtonnements ou projets?

OÙ je peux vous toucher? Faites preuve de doigté! Ce n'est pas évident, il faut tâter le terrain et tenter le coup... Question de flair, affaire de goût. Celui-là, je ne peux pas le sentir, ni le piffer, question de look, de feeling; il n'est pas branché ce type...

Tâtonner, goûter, flairer, brancher, langue désarticulée, sans négation, sans sujet, sans phrase. Société aphasique, temps de l'immédiat, du proche, du pratique insignifiant et de l'objet sans projet; du coup par coup, du montage-démontage express, époque « postmoderne », dit-on. Moderne serait le monde où un sujet parlant, élaborant dans son propre langage un projet, établirait dans un propos échangeable, communicable et partageable, une stratégie d'action dans un terme plus ou moins éloigné. Postmoderne serait une société éclatante et éphémère comme un spectacle en forme de clips successifs, muet et intense comme un acte bref; transparent, plat, souple comme du plastique;

immédiat, sensible et à portée de main comme une bande de copains, une courte tribu.

On pourrait croire que le monde est plat comme un écran de télé, sans perspective comme un dessin d'enfant, bruyant et inaudible comme une chanson-top, imprécis et fade comme la cuisine MacDo. La troisième dimension semble oubliée et peut-être même déniée : celle où le sujet s'engage sur un projet dans une parole propre, expression de son désir particulier. Or on sait bien que c'est dans le réel que ce qui est dénié « fait retour » et s'impose sans crier gare.

Rêveuse vieillesse

On connaît ces voyages organisés, clubs de gymnastique, de danse, de rencontre, d'activités diverses que proposent aux personnes des associations de bonne volonté, concevant pour le troisième âge une existence séparée, regroupée et active, parfois encouragée par des professionnels du loisir qu'intéresse cette clientèle « hors saison ». On voit ces cars bien remplis de personnes d'âge respectable partir pour des périples à grandes étapes et rythme soutenu à travers la France, voire l'Europe. Dans les clubs les anciens se retrouvent en groupes d'âge homogène (la seule personne plus jeune étant souvent l'animateur appointé ou bénévole). Les vertiges et les ivresses de l'activisme, les turbulences de l'amour amoureux ou de l'amour-propre sont, y sont, loin d'être rares.

Je réclamerais, pour ma vieillesse, en espérant ne pas changer d'avis et en souhaitant en avoir encore la sagesse et le désir, le droit de prendre le temps de rêver en feuilletant les pages de mon existence écoulée; de retrouver, en de secrets rendez-vous, des livres et des disques depuis si longtemps aimés et pourtant négligés à cause d'une vie tellement « courante »; la possibilité de rester mêlé au quotidien avec ce brin de recul sympathique, malicieux ou contemplatif que permet la douceur sans égale de la lumière du soir.

Peut-être la revendication pourrait-elle s'étendre à une enfance parfois oublieuse de son art unique et fondateur d'inventer ses propres jeux, distraite qu'elle est par la vogue des activités sportives organisées, dirigeants de clubs, voire de parents-supporters, qui peuvent donner à croire aux enfants, par un bourrage savant et énergique de tous leurs loisirs et temps libres, que les adultes, mieux qu'eux-mêmes, sauraient ce que jouer veut dire.

Rêveuse et tendre jeunesse, rêveuse et douce vieillesse; vigueur calme et joyeuse du matin, sagesse apaisée du soir demandent l'une et l'autre le respect de leurs richesses, irremplaçables mais fragiles, par les étourdis entourbillonnés que nous sommes si souvent.

LA PAROLE CHERCHEUSE

La tête n'est guère chercheuse, elle serait plutôt bavarde et radoteuse. C'est la parole qui cherche et si elle tombe en panne nous voilà livrés aux reflets glacés des images et des idées.

Pauvres paroles

COMME on les malmène et les méprise souvent, la parole et sa fille la vérité! Insignifiance de la parole publique et aussi privée. Le langage est si souvent une ritournelle déjà connue avant d'être chantée ou, dans les meilleurs cas, simple communication d'informations! Bien rare me paraît la parole qui subvertit et révèle celui qui la prononce et celui qui l'entend; qui déplace, retourne, aère l'esprit comme dans la terre la charrue pénétrante et fécondante. Chacun s'applique à dire ce que son personnage, ses fonctions, ses idées, ses idéaux le portent fixement et répétitivement à dire : sillon usé d'un disque ancien.

Pour un Delteil, un Jaurès, un Trémolière, un Sulivan à la parole intrépide, combien de rabâcheurs médiatiques, politiques, religieux, intellectuels?

L'Assemblée nationale est vide quand parle l'orateur : on sait qu'il lira un papier technique écrit par la commission *ad hoc* de son parti. Les catéchismes se durcissent partout : paroles gelées, pétrifiées, indigestes, inutiles. Dans la vie de tous les jours, de combien de rencontres attend-on avec impatience la délivrance d'une vérité?

Alors on n'écoute pas, on scepticise, on soupçonne, on interprète, petite parano à usage courant. On ferme les écoutilles à ces flots de paroles sans sel, on laisse à la porte les mécaniques rouillées, on vomit les bouillies tièdes pour matous ronronnants.

Et c'est bien là la pointe la plus aiguë, c'est-à-dire la moins visible, mais la plus douloureuse du problème. La parole véridique et vérifiante ne l'est que si on la dit, mais aussi que si un autre la reçoit. Il faut être au moins deux pour délivrer la vérité par le langage. Le scepticisme de celui qui écoute, l'interprétation pseudo-psy, la « lecture » à grille enferment et condamnent la vérité tout autant que la timidité rabâcheuse ou la froideur mécanique de celui qui parle.

La parole humiliée l'est autant par l'attitude peureuse et soupçonneuse qui met le sujet qui écoute à l'abri de tout effort de vérité. C'est une parole dévoyée et stérilisée qu'on peut écouter sans avoir à l'entendre.

Serait-ce le printemps?

La stabilité, la fixité obligée, la rigueur froide des sciences des choses (sciences exactes, « sciences dures », dit-on aussi) dont l'expansion s'affirme constamment depuis un demi-siècle, ont gagné les sciences dites « molles » (sciences de l'homme) et, par un biais subtil, les façons de penser, de représenter l'existence dans la littérature et les arts et enfin, drame, la vie même de chacun. La minéralisation, l'automatisation de l'existence qu'on désigne du nom, mécanique et physique lui aussi, de « dépression » semble la face douloureuse et peut-être en partie la conséquence de cette déroute de l'éprouvé, de l'émotionnel, du vécu, des propos vivaces, au profit de l'organisationnel, du rationnel et du discours mécaniciste.

Socrate à Auschwitz

Ils en ont fait une tête nos philosophes en constatant que leur grand et cher Heidegger était bel et bien un vrai nazi ordinaire et complet. Un homme doué d'un tel esprit, capable d'une pensée si ample et si forte, auteur d'une œuvre aussi fondamentale, monumentale, colossale... a donc pu adhérer au parti de Hitler de bout en bout de sa sombre trajectoire, en tirer bénéfices, privilèges, « honneurs »... Cet homme aurait dû probablement sa place éminente dans l'Université allemande de l'époque à son adhésion à ce régime sans âme, plus qu'à son œuvre dont les obtus en place n'avaient sans doute pas lu une ligne.

Heidegger n'est-il pas un penseur original au sens fort mais ambigu du terme? Ne se résolvant pas à prendre à son compte l'héritage de ses devanciers occupés depuis des siècles à réfléchir sur les avatars de l'« Étant », il choisit, lui, de se pencher sur les abysses de l'« Être » en son absolu originel. Ainsi exprime-t-il une vision de l'Homme, de sa pensée, de son existence marquée par le primat hautain de la Liberté et de l'Authenticité, le sujet prenant ainsi figure de Maître et Führer de son destin et de son Monde. On voit ce que cette héroïque fantasmagorie comporte d'escamotage des contingences essentielles constitutives de l'homme dont les moindres ne sont pas la division du sujet, le décentrement et l'ambivalence de son désir, la présence active de son inconscient. L'existence, le discours, les engagements chaotiques et souvent burlesques de son disciple Sartre illustrent bien les effets de ce fantasme où le sujet humain ne serait assujetti à rien, origine de lui-même dans la pseudolucidité de ses choix; en fait livré au tohu-bohu d'un désir inconscient d'autant plus prégnant qu'il est dénié.

En quoi d'avoir bâti une œuvre de pensée puissante et forte rendrait-elle imperméable au mal ou aux bassesses? Au contraire, cela ne comporte-t-il pas le risque d'entraîner, chez le « créateur », l'illusion d'être un novateur absolu sans dette ni filiation, maître auto-engendré d'une pensée méditante encline à « vitupérer l'époque » et à laquelle toute réalité devrait se soumettre : position totalisante et autoritaire en cousinage complice avec la posture totalitaire et tyrannique d'un dictateur?

Il nous reste pour l'honneur de la pensée à imaginer « ironiquement » Socrate buvant la ciguë à Auschwitz. Il demeure pour l'espérance la figure limpide de quelques saints sans malices...

Heidegger nazi ?

Au-delà de l'homme Heidegger, on se demande plus radicalement si le nazisme a été pur accident, corps étranger exclu de la conscience des hommes, phénomène inouï et incompréhensible apparaissant et se déployant hors du champ de l'expérience commune de l'humanité; anomalie, aberration, monstruosité radicalement étrangère aux faits humains; grimaces abjectes et dénuées de signification sur le visage limpide de l'époque.

Et voilà qu'au contraire, on a le courage d'explorer, de mettre au jour, des filiations, des apparentements qui conduisent à ne pas concevoir l'homme nazi comme une sorte d'extra-terrestre, extra-humain, dont l'expérience ne rejoindrait en rien la nôtre : celle des paisibles habitants de la modernité occidentale que nous sommes. Ainsi on souligne que l'idéologie nazie concevait un homme naturel, non séparé de son essence biologique et sans subjectivité propre. Cette fusion romantique de l'homme avec la nature, dissolvant sa singularité d'esprit et de destin, qui pourrait dire qu'elle fut seulement l'apanage des exaltations païennes des grandes fêtes hitlériennes? Ne peut-on aussi la discerner dans toute une pensée d'inspiration vitaliste : d'une conception « naturelle » de la morale à certaines techniques de bioénergie ou de sexologie sans complexe?

Il en est de même quand le nazisme voit dans l'homme un simple élément d'un vaste projet promu par une pensée collective unanimement partagée, le sujet étant alors saisi par ce qu'il faut bien appeler une culture immanente au groupe, c'est-à-dire autosuffisante et totalitaire. Cette saisie en masse d'une pensée close et s'imposant à tous sans autre référence qu'elle-même, horizon indépassable pour l'homme culturel, n'est-elle pas un constitutif de notre culture dite humaniste, et comment ne pas voir qu'une certaine sacralisation de cette culture, dont le discours sur les Droits de l'homme est un aspect très actuel, constitue la trame obligée et autojustifiée de nos mentalités modernes?

Ainsi de la confusion entre l'éthique et l'esthétique; ainsi du culte de la force et de la réussite.

En revanche, une tradition, mis à part quelques flamboyantes exceptions, semble s'être évanouie dans le temps noir du nazisme : celle où l'homme ne trouve sa justification ni dans une appartenance confuse à une mère nature, ni dans l'englobement par une culture immanente, mais bien dans une

« capacité d'arrachement » en réponse à la parole d'un autre ou de l'Autre. Cette parole institue le sujet humain dans un nomadisme fidèle, le fonde comme l'homme de parole et de désir, et trace à l'intérieur de lui, et non dans une extériorité rassurante et illusoire, la ligne de partage de l'abjection.

Seule pèse de son poids véridique une pensée animée en sourdine, mais en permanence, par une parole subversive, exposée et partageable.

Paroles

LE silence est d'or... pour qui le garde; il est de plomb pour qui le subit. Le silence est un pouvoir; le silence absolu, pouvoir absolu, capture, anesthésie, hypnose. La générosité est d'abord le langage. Nous nous devons réciproquement des paroles autant que du respect, de l'aide ou de l'amour.

Parlez, parlez, il en restera toujours quelque chose : vous m'en donnerez des nouvelles... Vous n'avez rien à dire? Parlez quand même! « Ce qui est dit reste à dire », écrivait Nietzsche. Allez-y, lancez-vous, ouvrez les bondes. Dites n'importe quoi, improvisez, interrompez, inventez, mentez s'il le faut. Seul le silence est hors vérité. Il y a un « menti-vrai », nous a rappelé Aragon. La vérité passe toujours sauf bouche fermée. Gardez vos sous, votre sérieux, votre quant-à-vous mais pas vos paroles! Elles ne vous appartiennent pas. Elles appartiennent à l'autre qui est en face de vous, à l'autre qui est en vous. Elles sont le tissu où court le fil rouge de la vérité. Le seul tissu de mensonges, c'est le bâillon.

Il n'y a pas de langue de bois; tout le monde entend à présent la vérité glacée du langage stalinien. Il n'y a pas de badinage; Marivaux dit l'amour comme personne. Il n'y a pas de sermonnage; le prêche dit le prédicateur malgré lui. Aucun baratin ne fait seulement le bruit de la baratte. Il y a toujours du vrai quand on ouvre la bouche, sauf quand on la ferme.

Il n'y a pas de grand silence respectueux, pas de grand silence éloquent, pas de silence qui en dit long ou court. Le silence est au mensonge ce que la morsure est à la blessure. Tournez sept fois la langue dans votre bouche si ça vous chante, mais allez-y; même si vous n'y connaissez rien, même si vous ne savez pas : on parle pour savoir, pour connaître. Dites au moins ce que vous ne savez pas et vous le saurez un peu. Dites ce que vous avez envie et vous saurez si vous en avez vraiment envie.

Et l'écoute, direz-vous? L'écoute, c'est après. Ça se fait à partir de la parole. Le langage est sa matière première, l'espace où elle s'instaure, le lieu où elle se creuse. L'écoute naît de la parole. Parlez d'abord, parlez!

Souplesse de l'esprit

La souplesse de l'esprit, se disposant comme un corps leste en fonction du terrain et du parcours, relève d'une sagesse plus profonde qu'il n'y paraît et d'une maturité personnelle, aux antipodes d'une attitude « touche à tout » qui ne pénètre rien ou de celle, éclectique, qui met dans le même sac culturel et goûte à la même sauce intellectuelle les données les plus hétérogènes.

Adopter des manières de pensée, des « figures de l'esprit » différentes quand on fait son marché, quand on lit les poètes, quand on médite ou quand on bavarde, quand on se rend présent à une réalité objective ou à une réalité intérieure, est le fruit d'un « mécanisme de dégagement », mouvement fondamental où « la conscience se désaliène de son objet », ainsi que la psychanalyse l'a explicité mais que la réflexion humaine avait depuis longtemps repéré.

C'est ce mouvement de mise à bonne distance qui nous permet d'éviter d'être l'homme d'un seul livre, d'une seule idée, d'une seule culture, bref, d'être possédé par une manière univoque de penser, avec comme conséquence une dépendance paralysante, répétitive, soumise, angoissée, exclusive, ombrageuse et isolationniste, qui n'est pas sans analogie avec ce que nous connaissons de la dépendance à une drogue.

Ne plus être possédé par un mode de représentation univoque et à tous usages permet de rencontrer les différents domaines de l'esprit avec les dispositions particulières qui leur sont adaptées. Par exemple, ce n'est pas avec les mêmes attitudes de la pensée qu'on pourra aborder la physique classique et la physique quantique, la biologie de Claude Bernard et la biologie moléculaire, la psychologie traditionnelle et la psychanalyse, la présence du cosmos à travers le télescope et la présence de Dieu à travers la « shékina » biblique.

Cette rencontre, dégagée de l'illusion d'une possession totalisante d'un monde homogène et univoque, pourra alors s'envisager comme une rencontre d'amour amoureux, c'est-à-dire ouverte et libre, active et passionnée, curieuse et pénétrante, toujours nouvelle et à conquérir avec cette ingéniosité ardente et inventive des amoureux de la vérité.

Quolibet

Au Moyen Age dans sa pleine maturité, au XIIIe siècle, à l'époque de saint Thomas d'Aquin, on désignait, sous le nom de *disputatio de quod libet ad voluntatem cujus libet* (discussion sur ce qu'on veut pour qui le souhaite), un exercice ou une scolastique, alors en pleine vitalité, qui explorait les sujets les plus divers, du plus sublime au plus trivial, des problèmes éternels aux situations les plus actuelles, en débats et controverses publics où se mêlaient les plus grands maîtres et les tout petits clercs.

Thomas d'Aquin excellait, dit-on, dans ces exercices où la pensée devait se confronter à une autre pensée dans des domaines variés à l'extrême et choisis sur-le-champ, ce qui empêchait chez les interlocuteurs toute préparation érudite ou retorse.

Il fallait d'abord « entendre » l'autre. Comme plus tard Pascal en a fait la remarque, on ne peut en effet réfuter utilement la thèse d'un adversaire sans lui avoir préalablement donné raison pour partie et par certains aspects. Il fallait aussi, dans ce XIIIe siècle, assez semblable au nôtre si l'on en croit Umberto Eco : unir dans un travail de raison des modes de pensée, qui s'émiettaient à cause des fissurations dans l'imaginaire religieux de l'époque; mettre en perspective des données contradictoires et hétérogènes qui se côtoyaient sans s'articuler : magie, philosophies diverses, sciences, mysticisme, religions, astrologie, réflexions théologiques...

Ce qui semble remarquable chez Thomas, ce n'est pas qu'il ait exploré à fond et de façon exhaustive un domaine particulier du savoir de son époque, mais bien qu'il ait œuvré à mettre en contact des domaines hétérogènes et apparemment contradictoires, méritant ainsi le nom que ses contemporains lui attribuaient avec reconnaissance : celui de « docteur commun ». Lui-même se désignait comme celui qui savait tenir ensemble le bout de plusieurs fils.

Dans une époque, la nôtre, où chaque mode de pensée, chaque spéculation littéraire ou philosophique, chaque position religieuse, chaque domaine scientifique se présente souvent comme autant de bastions sauvagement défendus par des spécialistes, enclins à dénier aux esprits ouverts et curieux le droit d'aller y voir et de les « disputer » en « quolibet », ce « docteur commun » nous fait singulièrement défaut.

Le quolibet aujourd'hui

COMME au XIIIe siècle, dans notre époque les croyances s'émiettent, le savoir s'étend et se diversifie, l'autorité et les valeurs ne sont plus unanimement reconnues, les mœurs changent et peut-être s'amorce une Renaissance. Mais pour l'instant, dans ce XXe siècle finissant, chacun s'agrippe à ses idées, sa spécialité, son domaine comme on dit, à la manière des féodaux s'accrochant à leurs terres et à leurs privilèges. Méprisant, on se retire sous sa tente où, avec hauteur, on écrase de sa compétence monolithique ceux qui voudraient altérer, c'est-à-dire examiner autrement chacun de ces fiefs, les rapprocher, les mettre en « dispute » avec des domaines voisins.

Il y a là un mode de pensée adolescente ou pré-dépressive qui, faute d'assurance sur son contenu profond, cherche à s'appuyer sur des identités durcies dans un splendide isolement et un violent rejet de l'autre.

L'étranger est aussi en nous-même, l'autre ne

me détruit pas mais m'altère, c'est-à-dire exaspère ma soif de vérité en déplaçant mes certitudes; derrière des apparences différentes, voire opposées, des signes communs peuvent se lire et des recherches de significations sont possibles. On peut lire Aristote avec la Bible et la Bible avec Aristote; une vérité peut traverser et unir dans un vivant et fructueux antagonisme les positions en apparence les plus tranchées ou les plus raidies, si on accepte de ne pas s'agripper sur un sens absolu et définitivement possédé; si on veut bien cheminer comme un amant heureux dans le gai savoir des significations une à une dévoilées.

Cet esprit transversal, guetteur de signes, ardent chercheur de significations au-delà des cloisonnements carcéraux et des brutales assignations à résidence, a inspiré les moralistes, de Montaigne à Pascal, de Perros à Sulivan. Cet esprit a fondé aussi la pensée sémiotique qui, de Roland Barthes à Julia Kristeva et Umberto Eco, arpente les champs du savoir, curieux et ouvert, humant des signes par les chemins de traverse, aidé par ce que Barthes appelait un « flair sémiologique ». Il reprenait ainsi un terme de la médecine classique désignant un art, qui tend à se perdre, où le médecin sans tout connaître du patient, *tout* de son histoire, de ses symptômes, *tout* de ses dosages sanguins, savait trouver chez ce patient, là où étaient désordre et douleurs, des significations ouvrant un chemin de connaissances utiles.

Il n'est pas illusoire d'attendre que se révèlent, tant ils nous paraissent nécessaires, quelques « docteurs communs » pour notre époque.

Une pensée parlée s'inscrivant dans une action porteuse de vérité, l'histoire nous l'atteste, les romans nous le racontent.

L'histoire

POUR l'individu dans une famille, pour un peuple dans une nation, pour une religion dans l'humanité, reconnaître une paternité, lui donner un nom, un visage, évoquer une filiation, est une nécessité qui s'impose tôt ou tard, faute de quoi c'est l'éclatement aux limites de soi-même, la monstrueuse expansion solitaire, la stérilité superbe.

Cette nécessité s'impose en termes particulièrement difficiles à la suite des nuits obscures, qu'elles soient mystiques, dépressives ou poétiques (« La nuit lente » d'Eluard). Elle s'impose aussi avec exigence quand l'avenir prend cette lueur glauque et aveuglante où pointent les cavaliers d'Apocalypse et les champignons atomiques.

L'Histoire, troisième dimension du vécu humain, ouvre à la reconnaissance de l'œuvre de nos pères et à la mise en ouvrage d'un présent assurant la venue de nos fils; cette transmission de l'œuvre de nos pères, cette mise à l'ouvrage pour la venue des enfants, c'est bien ce salut lentement cheminé dans l'Histoire, le salut par les œuvres précisément.

Les récits bibliques de la vie d'Abraham, d'Isaac et de Jacob, « l'Histoire sainte » sont bien le rappel de nos filiations.

Le travail qui s'opère en psychothérapie ou en analyse s'y apparente aussi. Là où le patient n'a repéré que malheur obscur, bonheur passionné, chaos incompréhensible, euphorie sans lendemain, répétition absurde, angoisse informe, il apprend dans le cheminement de la cure à mettre des noms, des visages. Dans un vrai travail d'histoire, il œuvre à identifier des personnages de son passé souvent très lointain sous les masques et les voiles de ses nuits d'angoisse et de ses triomphes illusoires. C'est cette reconnaissance enfin possible d'une dette du passé, d'un don reçu au présent, et transmissible dans le futur qui permettra l'avancée de son histoire et la mise en œuvre de sa fécondité.

L'AMOUR DE LA VÉRITÉ

Ainsi se dessine, je l'espère, l'arête de mon propos : que la parole est le chemin de la Vérité; une vérité qui n'est pas un luxe ou un souci extérieur mais bien la visée d'un amour dans une ardente nécessité. Cet amour lui aussi s'impose quand on s'y attache et s'y réfère, sans répit ni abandon.

Le visage de la vérité

La nécessaire permanence dans la recherche de la vérité, cela s'appelle tout simplement l'activité de pensée. Qu'on ne croie pas qu'il s'agît là d'un luxe pour quelque esprit supérieur ou raffiné. La permanence, la régularité d'un cours de pensée en marche vers une vérité est une nécessité vitale pour chacun. Une situation, un propos, un acte impensable vient-il nous frapper et voilà que notre esprit vacille, en danger de perdition. Le romancier et sémiologue Umberto Eco appelle cela avec humour le *cogitus interruptus,* par référence à ce que Freud, au début de son œuvre, avait repéré sous le nom de *coïtus interruptus.* Il désignait ainsi les interruptions de relations sexuelles qu'il soupçonnait d'être à l'origine de troubles mentaux. Bien que plus tard la psychanalyse ne se soit pas tenue à cet axe de recherche, une vérité métaphorique demeure : le désir, et cela qui lui donne forme et figure, l'acte de penser, ne peut subir de hiatus, de solutions de continuité, sans dommage grave pour l'homme, être de parole mais aussi de pensée.

Le fil d'Ariane

A lire Proust, on se délecte au fil d'une pensée intérieure reflétée dans les limpidités et les miroitements d'un art d'écrire incomparable. On peut s'étonner, en se reportant à la biographie de l'auteur, de l'importance qu'avait tenue chez lui l'œuvre de pensée au regard du caractère confiné de son existence quotidienne. La question sera posée, encore une fois, de la place des représentations de l'esprit et de leur formulation en mots dans le tissu d'une existence; l'œuvre répond, illustrant comment la pensée explicite et implicite habite et anime chacun des instants de notre vie et révèle qu'elle n'est pas le privilège insolite et exceptionnel des philosophes, des moralistes ou des poètes.

Le vrai est que son importance comme vie ordinaire de l'esprit, travail aussi permanent et vital que celui du cœur charriant inlassablement le sang dans le corps, n'apparaît crûment que lorsqu'elle s'absente ou devient impossible.

Ainsi être amoureux, on le sait bien, c'est penser à quelqu'un, c'est-à-dire se le représenter lorsqu'il est absent, se délecter de cette présence en soi, y trouver une animation profonde et entretenir avec cette représentation une sorte de dialogue intérieur. Si quelque chose déraille, si, par exemple, dans la réalité le bien-aimé tient des propos obscurs ou stéréotypés, adopte des comportements contradictoires ou simplistes, garde un silence ambigu, se rendant en cela inconnaissable, impensable, la souffrance de l'esprit qui en découle excède, de loin, un simple chagrin.

De même, si un épisode significatif de l'existence, présente ou passée, n'est pas intégré, reconnu, dicible, pensable donc, une blessure demeure dans l'esprit comme une douloureuse infirmité. Cela explique combien sont précieuses toutes les « procédures » d'aveu et de restitution de l'histoire individuelle, de la simple évocation entre amis à la confession sacramentelle, en passant par les récits autobiographiques ou les diverses formes de psychothérapie.

Il en va de même de l'art du roman, mais aussi du plaisir de la lecture tel que chacun a pu l'expérimenter. *A la recherche du temps perdu* est ainsi la reconquête de la nécessaire continuité de la pensée.

Désir de secte

Le mot lui-même claque comme le coup net d'un tranchant, le craquement sec d'une pièce rigide qui se rompt, le raide de la mort. Et pourtant on s'y précipite; et vers les plus dures, « sectaires », mortifères. Et ceux qui s'y précipitent sont le plus souvent dans la tendresse de l'âge, dans le plein temps de la vitalité juvénile. Quelle force pousse ainsi la vie dans son prime essor, vers la désexistence?

On accuse les dirigeants occultes et cupides : le révérend Moon; Moloch vorace, dissimulant mal derrière une logomachie politico-humaniste son appétit d'argent et de pouvoir; d'autres, moins nommés et tout aussi cachés derrière des appellations exotiques ou archaïques (Krishna, Jéhovah, Juda) et tout aussi avides d'argent et de puissance. Mais qu'est-ce qui fait leur force d'attraction, de fascination? Leur malfaisance n'est malfaisante qu'à cause d'une complicité secrète dans l'ombre des consciences de leurs adeptes-victimes. Alors, qu'est-ce donc qui fonde cette complicité? Quel répondant a, chez certains, la proposition des sectes?

Je crois que la réponse est dans le mot même. « Secte » pourrait se référer à section, séparation, détachement de l'humanité commune. Ainsi, elle se constitue en groupes privilégiés, à part, élus, purifiés des bassesses, des turpitudes ou des banalités du monde extérieur. Quelqu'un se laissant engloutir par une secte reçoit l'illusion de laisser à la porte les salissures de l'existence, l'ennui de la vie ordinaire, le compromis du quotidien et d'accéder du même coup au monde « plus blanc que blanc » des valeurs absolues, du désintéressement radical, de la communication sans ombre, de la croyance sans mystère. A certains esprits généreux et fragiles, le prix à payer pour appartenance à la cohorte des purs n'apparaît pas exorbitant, bien qu'il s'agisse de leur liberté et encore, plus profondément, du renoncement à leur humaine et commune réalité.

Quant aux mécanismes par lesquels on opère cette mise à l'écart, ce sectionnement du monde et ce repliement sur soi-même et son semblable, ils sont simples. On impose, comme condition nécessaire à l'appartenance, des croyances et des comportements aussi rigides et simplistes que possible et surtout inaccessibles et insupportables à une pensée et à une affectivité constituées. Ainsi la secte est assurée que ceux qui lui appartiennent constitueront un noyau pur et dur, exclusif des autres et soudés entre eux puisqu'ils auront en commun d'avoir payé ce prix exorbitant.

Mais je n'ai pas l'envie de convaincre les convaincus sur les ravages de ces suicides existentiels. Je voudrais plutôt souligner qu'il y a, chez tout le monde, une amorce de ce désir d'appartenance sectaire. Il faut savoir repérer ce désir obscur dans l'envie bizarre de remplacer les mystères vivants de l'esprit et les démarches aventurées de l'existence par des énonciations élémentaires et des réglementations quadrangulaires ; dans certains renoncements soulagés à sa pensée propre et aux mouvements ombreux de son cœur ; dans l'aspiration à mettre à mort sa vie et sa liberté en les confiant à un guide charismatique et à des préceptes bétonnés.

Ce désir de secte ordinaire fait le plus peur parce qu'il est le plus proche. Désir de secte dans les écoles de pensées philosophiques, politiques, psychanalytiques ; dans les Églises, les groupes militants.

C'est ce désir mortifère de secte qui est à l'œuvre quand de petites ou grandes foules soumises se rassemblent autour de personnages mythifiés énonçant, au nom de ces images fixes qu'on nomme « idoles », des propos abrupts, monolithiques, exclusifs, séparatistes et orgueilleusement décollés de l'humaine réalité et de la vérité délivrée et délivrante.

Recul de l'intégrisme

On pourrait reprendre le lamento et stigmatiser encore le racisme, déplorer la défaite de la pensée et l'humiliation de la parole devant des croyances figées, campées, cabotinant dans une société devenue « spectacle ».

Au nom de quelle idéologie, en vertu de quel mot d'ordre, selon quelle mode lookée-branchée ou imposée par des images rutilantes et obsédantes se sont produits : les frissons de liberté en Chine, la renaissance explosive de la démocratie à l'est de l'Europe? N'est-ce pas plutôt à partir d'un amour simple de la vie, d'un détournement de la fixité stérile et de la misère insensée; la prosternation devant le béton de la pensée marxiste a dû laisser place en quelques semaines à un goût de vivre, à un respect amical de la réalité, à un élan vers une conception du bonheur.

Il n'y a pas si longtemps, en psychiatrie, la réflexion, la recherche mais aussi, hélas, la pratique des soins se trouvaient divisées par une ligne absurde, mais ne datant pas d'hier, puisqu'il s'agit de celle séparant arbitrairement l'esprit et le corps. Dans sa formation, le jeune psychiatre se trouvait souvent engagé, et parfois pour toute sa carrière, dans une de ces deux voies : celle subtile et fascinante, mais modérément soucieuse d'efficacité, de l'exploration et de l'intervention dans et par le psychisme sous le couvert d'une référence théorique à l'une des innombrables écoles de psychanalyse ou de psychothérapie; celle, rationnelle, précise et parfois plus soucieuse d'efficacité que de respect de la vérité profonde du patient, qui s'inspire de modèles physico-chimiques, adopte les méthodes et profite des avancées de la biologie la plus pointue.

Or, depuis quelque temps, chez les psychiatres c'est glasnost et perestroïka. Les psychanalystes parlent aux biologistes et les appellent à l'aide pour comprendre et pour soigner. Les seconds demandent aux premiers de leur suggérer des chemins de recherche et de pratiques de soins plus approfondis. La plupart des praticiens reconnaissent enfin, et se félicitent d'aider le même patient par les voies conjuguées, antagonistes mais synergiques de la psychothérapie et de la pharmacologie.

Au nom de quoi ce dégel? Sans doute en raison de l'avancée de chacune de ces voies de recherche et d'une meilleure intelligence dans chaque discipline. Mais aussi, et surtout, au nom du respect élémentaire de la réalité; d'une connivence simple avec le goût de vivre et le refus de la souffrance; d'un beau souci de vérité; d'un renoncement à la possession totalitaire du savoir au profit du plaisir de connaître et de l'amour pour l'inconnu.

Chez celui qui a le courage et la lucidité de se référer à la vérité, une efficacité redoutable vient à son secours.

Être malade

J'AI une voiture en panne. Je la confie à un garagiste pour qu'il me la répare au plus tôt, le mieux possible et à moindres frais. J'ai une migraine, un ulcère d'estomac, une hypertension artérielle; que vais-je confier au médecin? Ma migraine, mon ulcère, pour qu'il les fasse disparaître? Ou ma tête, mon ventre, pour les reprendre le plus tôt possible, après réparation? Je me tiendrais ainsi hors sujet, je ne lui demanderais donc aucune explication comme si ce que je nomme pourtant ma maladie, ma souffrance ne m'appartenaient pas, simples corps étrangers, littéralement insignifiants, c'est-à-dire qu'elles n'auraient aucune signification pour moi; petit ou grand malheur vite oublié s'il guérit, indéfiniment et laborieusement tenu à distance de ma vie, de mon existence s'il ne guérit pas; handicap posé sur un cheval qui l'ignore. C'est donc le médecin qui serait responsable de ma santé; ce n'est pas moi. Ça ne me dit rien du tout d'être malade; ma souffrance est muette et n'a rien à me dire. Elle ne me signifie rien sur mon existence, ma façon de vivre, d'animer mon corps, de désirer, rêver, peiner, jouir. Je veux ignorer cet hôte gênant : que le médecin s'en occupe!

Ou plutôt n'aurais-je donc pas besoin qu'on me parle, qu'on me fasse parler de cette souffrance en moi que je brûle de nommer pour y reconnaître un mal; que je puisse dire enfin mon histoire que vient troubler ce mal, cela que je nomme précisément mon trouble. Si le médecin est sourd à mon propos, ne le tiendrais-je pas irrésistiblement à mes proches, à mes amis, auprès d'une oreille compatissante ou complaisante ou vénale.

Cette maladie, ce trouble qui s'est imprimé douloureusement dans mon corps, n'aurais-je pas besoin de l'exprimer dans le récit de ma souffrance, dans une demande de soins, dans une recherche de compréhension, d'explication. Et si les mots, débordés par un trop-plein de souffrance, viennent à faire défaut, qu'au moins ma plainte soit entendue.

La vérité est que je n'ai pas une maladie comme j'ai une voiture en panne ou même que j'ai les yeux bleus. La vérité est que je suis malade comme on est heureux, hésitant, amoureux, en colère... La maladie est une manière d'être, étrangère en apparence, mais qui demande à être dite pour s'inscrire dans l'histoire de ces chercheurs irréductibles de signification et de sens que nous sommes tous...

La médecine est devenue silencieuse. Elle travaille souvent dans l'obscurité des salles de radiologie ou dans l'opacité des dosages biologiques ou dans le langage savamment codé des termes médicaux.

Et si pourtant ma vie n'était pas que l'addition de mes fonctions biologiques? S'il y avait un reste oublié par la techno-science médicale? Ce reste qui s'exprime dans l'aventure de l'existence et dans l'écriture très romanesque d'une histoire particulière.

LA RELIGION, QUELLE VÉRITÉ?

Les rapports de la religion et de la vérité ont toujours été difficiles comme dans ces couples où l'amour est passionné, mais parfois brutalement dominateur. Une voix dira : la Vérité absolue, celle qui ne se discute pas, est révélée dans la religion, les autres vérités ne peuvent en être que des sous-produits plus ou moins dévalués et abâtardis; vérité appliquée aux cas d'espèces à partir d'une Vérité transcendante. Pour parler vite : cette voix nous vient de Platon à travers saint Augustin. A quoi bon alors guetter des signes, cheminer vers des significations, vivre en amoureux de la vérité puisqu'elle vous est donnée de fait par une Église, catholique par exemple, seule interprète autorisée des textes révélés et révélateurs d'une vérité absolue comme le Dieu dont elle émane.

Le hic c'est que la critique philosophique, scientifique, herméneutique, psychologique, psychanalytique, n'a cessé de miner le crédit de cette conception d'une vérité supérieure, arrosant les hommes en pluie les bons jours, et les écrasant en avalanches la plupart du temps.

Une autre conception de la vérité, celle qui, pour parler vite là aussi, se dessine chez Aristote et s'exprime chez saint Thomas d'Aquin, conçoit que cette vérité est contenue dans la réalité même. Chacun aurait donc à la découvrir en scrutant le monde à la recherche de signes et en cheminant dans les significations, dont son esprit est capable. Certes, pour saint Thomas la vérité de ces significations particulières est garantie par un sens transcendant; mais le chemin est tracé : scrutons la terre au lieu de contempler le ciel.

Cela, qui peut paraître querelle de beaux esprits, a des applications immédiates dans la vie des hommes. Il s'agit, en effet, ou bien d'envisager leur existence dans une soumission terrifiée ou béate au pouvoir absolu d'un sens transcendantal; ou au contraire de la concevoir comme une aventure permanente et un combat sans merci pour une vérité qui ne se dévoilera jamais totalement mais qui se fera connaître au fil d'un chemin qui n'est pas sans rapport avec celui d'Emmaüs. Cela suppose pour chacun une confiance dans sa capacité à connaître et donc à « croire en quelque chose ». Cela suppose aussi qu'un sens absolu, sens commun ou obligatoire, n'obture jamais le cheminement le long des signes; c'est-à-dire que le mystère et la pudeur intérieure soient respectés, laissant ainsi la voie à la parole chercheuse.

Cela signifie aussi que Dieu, les croyances, l'amour même, soient vécus aussi comme un manque, une absence, un vide pour que cela advienne et se déploie. C'est sans doute ce vide, habité par un sens possible et par une signification, qui est figuré dans la shékina biblique et dans les temples ou églises, dans l'esprit de tous les méditants ou orants, partout où dans un espace ouvert comme deux mains tendues on peut croire en esprit et vérité.

Croire en quelque chose

« LES religions ont beaucoup parlé du péché originel mais elles n'ont pas toutes accepté l'idée d'un état de bonté originelle. » Ainsi s'exprimait le psychanalyste anglais Winnicott. Il décrit comment un environnement « suffisamment bon » permet au petit enfant, en se développant, de s'individualiser, de ressentir la continuité de son existence, de ne plus être livré aux angoisses primitives d'un monde extérieur perçu comme hostile et d'un monde intérieur ressenti comme mauvais. Il repère comment un certain jeu avec lui-même et avec la réalité lui permet d'amorcer dès son très jeune âge certaines attitudes, un certain rapport au monde qui seront les fondements, les germes, les expériences radicales et essentielles de l'âge adulte; le sentiment d'exister avec continuité et vérité, d'être capable d'exercer de la sollicitude envers ceux qu'on aime et, comme il l'exprime dans une formule « volontairement vague et forte », « de croire en quelque chose ». « Je tiens à cette formule lourde et incomplète, écrit-il; afin de la compléter alors que cet élément est apparu, quelqu'un doit faire connaître à l'enfant ce à quoi nous croyons en ce moment dans cette famille et dans cette partie de la société. Mais ce complément est d'importance secondaire, car si le niveau de croyance en quelque chose n'a pas été atteint, l'enseignement de la morale ou de la religion se résume alors à une simple pédagogie généralement considérée comme répréhensible ou comique. »

C'est donc ce *Believe in something* qui, selon Winnicott, constitue la matrice basale permettant à l'enfant en bonne santé de percevoir que l'adaptation mécanique au réel et l'obéissance effrayée et soumise aux violences peuvent ne pas être le dernier mot de l'existence. Il s'agit là d'un développement de chacun. S'il a été abordé dans de mauvaises conditions, si l'enfant n'a pas pu atteindre le « stade de la croyance », ou si cette croyance a été présentée en termes de soumission à une réalité obligatoire, il se peut parfois qu'il reste, y compris dans son âge adulte, livré aux désespoirs de l'insignifiance ou aux artifices de « l'éducation morale », de la « théologie » (au sens péjoratif que Winnicott donne à ces mots) et aux « injections en eux de Bien et de Mal », remèdes artificiels à cette déréliction fondamentale qu'il nomme la « méchanceté ». Le « théologien amateur », comme se qualifie lui-même Winnicott, ne s'attarde pas à distinguer la religion, « qui vole ce qu'il y a de bon dans l'enfant pour lui réinjecter ce qui lui a été volé », d'une foi en quelqu'un dont l'insistante présence et la voix singulière ne volent rien à quiconque, n'injectent rien à personne mais renvoient chacun à ce lieu intérieur où l'« éducation morale » et les « théologies formelles » n'ont pas de prise et où il retrouvera sa « bonté originelle ».

Le mystère

Le respect du mystère n'est pas nuage mais courage; supporter l'informe, ne pas se hâter de conclure, savoir se maintenir dans un suspens est bien, cette aptitude basale permettant la foi et même tout simplement la pensée qui tire d'ailleurs son nom de cette suspension de l'esprit attendant avec confiance ce qui va être donné.

La foi est une confiance dans l'épaisseur du propos évangélique. Elle exige qu'on laisse les mots, les images, ces histoires poétiques et imprévues, dites paraboles, faire leur œuvre vitale de déplacement et de retournement dans le plus profond et obscur de nous-même, là où les dix phrases de pierre du catégorique Moïse peuvent dans le même mouvement s'abolir comme consigne pétrifiée et s'accomplir comme ardente nécessité.

Tout cela est-il glose? Je dirai simplement le petit et lourd ennui d'un enfant dans une église bretonne où après la lecture drue et concrète et étrange et dérangeante et apaisante, mystérieuse pour tout dire, d'un Évangile palpitant de jeunesse, un vicaire montait en chaire pour nous en donner « l'explication ». Tel nommait-il son discours, qu'il lisait scrupuleusement dans un petit livre usé qui servait tous les ans, même topo à la même date. Alors, en douce, sourd à la rengaine, je replongeais dans l'Évangile du dimanche, et du dimanche suivant et de ceux d'après, et de ceux d'avant. Je n'entendais plus l'épaisse explication de texte avec : sommation, inscription, prescription, présomption, etc. Je retrouvais le souffle du marcheur de Palestine et me régalais de la vigueur toujours neuve des histoires à retournement dont il avait le secret.

Alors le décalogue des sommations, les catalogues de péchés, les coups de tonnerre de la montagne solitaire et glacée d'un Moïse nimbé, nuageux pour le coup, les raisonnements, arguments, commandements, les mâchonnements ne pouvaient m'atteindre, collé que j'étais au texte vivant, adhérant de toute ma jeunesse aux nervosités fougueuses du Palestinien bouffeur de pharisien et ami des exclus.

Peut-être n'est-ce pas la foi, cette petite allégresse obstinée, née de la lecture chapardeuse d'un Évangile chipé aux scribes. Elle ne signifie peut-être pas la foi, la confiance en l'efficacité mystérieuse de cette parole et le goût pour cet air vif « venu d'ailleurs », qui allège la respiration et adoucit le cœur. Et cet air-là, le bougre, il va où il veut. On ne décide pas pour lui, on ne le bouscule ni on ne le canalise; on ne l'attrape pas à la course. Il n'est guère conservable, communicable, négociable.

La pudeur

Une ancienne tradition juive qui en appelle à une très particulière « pudeur », dans l'expression religieuse surtout, mais aussi pour ce qui touche à la vie de l'esprit, aux émotions intimes, aux expériences radicales de l'existence. Exprimé sans cette pudeur, tout propos se référant aux profondeurs humaines pourrait devenir source de violence et puissance de mort.

Parler d'amour, dire un plaisir ou une souffrance extrême, évoquer la signification fondamentale de son existence, de son rapport au monde ou à la vérité; prononcer le nom de Dieu ne devrait se faire qu'à travers l'art délicat du dévoilement que pratiquent les poètes ou les peintres, dans la vivacité aiguë de l'humour, des paradoxes et des paraboles qui animent l'Évangile, « dans le souffle d'une brise légère », selon la parole biblique, dans la trace secrète d'une expérience intérieure sur fond de doute, de silence et d'attente.

On n'exhibe pas ses amours, on n'étale pas ses

démêlés avec la peur, la souffrance, le plaisir ou la mort, ses rencontres rares avec l'Esprit et ses brèves incursions dans le Royaume comme on sortirait ses pièces d'identité. Ces fortes réalités intérieures, brandies comme des faits platement mais lourdement réels, deviendraient folles et destructrices pour qui les exprimerait ou les recevrait ainsi.

Il ne s'agit pas là de subtilités intellectuelles ou de finesse d'esprit. Quand Dieu, la Vérité, l'Absolu ne sont pas ressentis et exprimés comme ce ou celui qui, toujours et à tous, manque et échappe, jamais possédé, autant absent que présent, on le constate, les violences et la mort bien réelles peuvent apparaître.

Morts ces enfants de « Témoins de Jéhovah » non transfusés à cause des croyances de leurs parents en un Dieu littéral, évident et pervers. Morts les victimes des ayatollahs de tous poils dans les Saint-Barthélemy de tous genres au nom d'un Dieu indubitable; ravagées aussi les existences d'esprits fragiles, déboussolées par des représentations massives d'un dieu-objet, agitées et assénées sans la plus élémentaire pudeur.

Sacré Ayatollah

CELA ne finira donc jamais le culte des idoles, de ces représentations massives et inertes, intouchables, inatteignables, ininterrogeables, littéralement invivables! Pourtant, cela que l'on dit sacré et mis « de côté » ou au-dessus ou à part, comme on voudra, n'est-ce pas pour être ensuite sacrifié, c'est-à-dire saisi, rompu, utilisé, partagé, intériorisé par ceux-là mêmes qui l'avaient reconnu? Quel dieu, quel prophète, quel saint, quel héros même se voudrait ainsi intouchable, inatteignable, par une parole intempestive, interrogative, suppliante ou ironique, arrogante ou passionnée? Ce dieu, ce saint qui se voudrait ainsi intact, rutilant, lointain, insaisissable, ne serait qu'un frère jumeau, qu'un clone, multiple et identique, du fameux Veau d'or.

L'homme est ainsi fait qu'il ne peut connaître et aimer que ce qu'il a touché, altéré par sa parole propre, particulière et audacieuse. La pratique freudienne nous révèle comment le tabou et l'interdit ne sont pas des barrières pour la parole mais bien les conditions nécessaires pour que le langage soit véridique et ouvre à la connaissance.

Quel serait ce dieu radin et sourcilleux, fragile et inconsistant, sinistre et sans humour, totalitaire et despotique qui ne voudrait pas perdre une miette de sa dignité et de sa suffisance? En tout cas, celui qui se dessine dans l'Évangile apparaît au contraire comme le grand dépensier de lui-même, familièrement mêlé à son peuple, identifié aux plus petits, touché et finalement rompu, fuyant la sacralisation qui pétrifie et allant au sacrifice qui ressuscite.

Alors, en défendant le droit à l'expression pour tel film, tel livre qui évoque un Dieu ou un Prophète en termes inusités, osés, malsonnants, insupportables s'il ne s'agissait que de vous ou de moi, ce ne sont pas principalement les droits de la culture que l'on protège. Ce que l'on défend c'est la gloire, l'honneur, l'amitié d'un Dieu dépensier et joyeux, accessible au rire, dopé par l'ironie, ému par l'apostrophe, apparemment blessé mais terriblement apte à se ressusciter ailleurs, autrement; un Dieu qui ne s'endort et ne s'absente que devant la soumission terrifiée et muette des uns ou l'indifférence silencieuse des autres.

« Le respect tue l'amour », écrivait un pianiste qui entretenait avec les œuvres qu'il interprétait des rapports riches et passionnés. Il y a une révérence devant le sacré qui ressemble plus à une prosternation devant sa propre image orgueilleusement magnifiée qu'à un commerce passionné et familier avec l'Inconnu qui nous dépasse ; cet inconnu où certains reconnaissent la figure d'un Dieu sans malice et d'un père sans rancœur.

L'histoire adoucit...

JEAN Delumeau situe Luther dans une époque où « comme tous ses contemporains, il n'avait aucune idée de l'épaisseur de l'humanité ». « Il ne pouvait imaginer les millions d'années qui ont précédé la naissance de la civilisation ni deviner la lente montée à travers les siècles d'un homme qui avait eu d'abord du mal à se tenir debout. » « La chronologie courte de l'histoire humaine est alors unanimement acceptée et le sera jusqu'à la naissance de l'évolutionnisme. »

Pour les gens de l'époque, le temps bute en amont sur le drame de la chute du Paradis terrestre et en aval sur le cataclysme de l'Apocalypse. Restent l'Ici et le Maintenant, l'expérience brute du présent et, pour qui rêvait d'un salut dans cette époque dure : le désespoir radical ou une confiance absolue en une toute-puissance transcendante qui effacerait le mal général à l'insu et sans la participation de chacun, le salut par la grâce.

Cette situation est intéressante parce qu'elle est

aussi celle de ceux qui émergent d'un passé opaque ignorant tout de leur avenir : les personnes qui viennent de « sortir » d'une dépression. Elles jaillissent d'un grand trou noir, ébahies de voir la lumière, pleinement heureuses de la métamorphose, mais le plus souvent incapables de jeter un regard lucide sur le passé ou de formuler un propos cohérent d'avenir. Elles sont dans un présent radieux mais ne peuvent donner sens et signification à cette plénitude retrouvée. Elles n'ont pas parcouru un chemin, vécu une durée; elles ont fait une « expérience ». Cette expérience dans son caractère mystérieux, peu communicable, violent, radical, ressemble de très près à ce qu'on nous dit de l'expérience mystique, ou poétique, ou encore à ce qu'ont éprouvé les convertis, saint Paul, Pascal, Claudel... Ils vivent leur bonheur, leur salut, leur confiance, leur foi, comme une opération de l'instant et du gratuit. On dira de la grâce.

Les déprimés guéris, mais aussi les poètes, les mystiques, les convertis ont une confiance emportée et entière pour cette vague qui vient, dans une sorte d'instantané foudroyant, de les porter sur des rivages inconnus, quasi à leur insu, en tout cas hors de toute démarche consciente, référencée, réfléchie. Ils parlent alors en termes étrangement semblables, de vraie vie, d'effusion de l'esprit, d'effets de grâce, de renouveau. Ils ont aussi en commun une ampleur, une puissance, une outrance, une enflure parfois dans le propos; une sorte de superbe intolérance, un sens aigu de l'invective; une perception de l'espérance comme fait présent et de la foi comme évidence indubitable et gare aux dubitatifs...

Les poètes ne sont pas moins intransigeants avec leur voix intérieure, la nécessité vitale urgente de l'écriture, quand le temps est passé de l'aride gésine. Et les dépressifs, comme ils sont dérangeants pour l'entourage, quand le sang vif enfin retrouvé charrie en bouillonnant désirs et révoltes! A ceux-là, toute antériorité est peu significative; toute précision dans le projet, ressentie comme contrainte; toute incompréhension vis-à-vis de ce qu'ils éprouvent d'évidence, vécue comme ignorance obtuse, obscurantisme, obstination satanique. On voit quelles violences, quelles déceptions, quels retours ravageants de désespoir, quelle enflure de soi-même, quel impérialisme sur les autres, quels recours aux alcools de toutes sortes sont alors à craindre.

Le Luther tyrannique de la fin de sa vie, « autoritaire et doctoral », « pape de Wittenberg », outré dans l'art de la diatribe et excessif dans l'usage de la bière, a payé ainsi son absence à l'Histoire; à l'humanité comme longue marche d'un peuple sur les chemins longtemps cheminés par les pères; à la foi comme trace louvoyante de la haute lumière et du verbe fécond dans la masse humaine depuis les départs confiants d'Abraham et de Moïse.

La pente abrupte

Un certain durcissement des réalités intérieures, une impasse sur le mystère et ses doutes confiants, un non-respect des pudeurs de l'esprit ne sont pas sans rapports structuraux avec la méthode du « tout ou rien » ou du « c'est à prendre ou à laisser », qui constitue à mon sens le danger principal de la démarche sectarisante. Ces affirmations sans l'esquisse d'une faille et sans l'ombre d'un doute ne laissent pas leur juste place à la liberté et à la vérité de chacun, elles exercent en cela une fascination mortifère sur des esprits fragiles qui y puisent à court terme un soulagement et à long terme une action dissolvante.

En outre, en présentant la vie intérieure comme une donnée extérieure objective, on fixe la parole évangélique, on gèle son ardeur revigorante, son efficacité à susciter la « traversée des illusions » et les retournements intérieurs. Certains récits à forme épique ou fantastique des premiers temps de l'Église ne peuvent faire oublier que le propos évangélique est un appel à se retourner vers la vivacité intime, discrète et secrète de sa conscience et non une invitation à fuir dans les ébahissements spectaculaires du para-normal.

Évoquer les mystères de la foi en termes d'évidences objectives et d'immédiateté sensible recèle des dangers de violence et de non-respect d'autrui et d'occultation de la Parole vive.

La vie de l'esprit, comme un massif montagneux, est une réalité à plusieurs faces. Chacune est susceptible de conduire à cette étroite ligne de crête qui se situe au plus près de la vérité. Il y a lieu de faire attention à l'une d'entre elles qui apparaît lisse en surface mais se trouve désagrégée en profondeur, l'évidence masque bien des obscurités.

C'est là une pente bien glissante pour les imprudents que nous sommes tous et qui pourrait être très périlleuse pour les paumés qui s'étourdiraient des apparences.

Le lieu de vérité

WINNICOTT a décrit l'espace potentiel (le lieu symbolique où « joue » l'objet transitionnel) comme un lieu basal, un fondement matriciel où pourra ultérieurement s'inscrire et se jouer la vie intérieure de chaque individu. Dire comment cet espace a pris naissance, de quelle manière son existence permet le développement de l'intériorité, n'infère nullement de ce qui viendra y prendre place, de la simple émotion ludique aux mouvements esthétiques ou poétiques et jusqu'à la mise en jeu d'une parole ou d'une parabole évangélique. Ce lieu symbolique vide de sens et densément rempli de signification n'est pas sans analogie avec ce que la Bible dit de la Shékina : un espace ouvert comme deux mains tendues entre les ailes des anges au-dessus de l'arche d'alliance; espace vide et lieu de présence maximale de Dieu.

Plus généralement, la psychanalyse ne se donne pas seulement pour visée d'éclairer les fonctionnements mentaux, de mettre au jour différentes positions de l'esprit et les conditions dans lesquelles ces dispositifs fonctionnent. La psychanalyse, comme la littérature et certains aspects de la religion, contribue à ouvrir des espaces psychiques sans porter d'appréciation sur ce qui viendra s'y inscrire. Ainsi telle personne trouvera dans l'analyse un accès au sentiment amoureux, mais non bien sûr la désignation de celui ou celle qu'elle aimera; comme Gutenberg en découvrant l'imprimerie n'a pas déterminé ce que serait la littérature.

Des résonances sont perceptibles entre la psychanalyse et la foi. Toutes deux reconnaissent le rôle fondamental d'une parole autre, visant dans son déploiement à la vérité au travers de l'expérience d'une altérité désirante, au-delà d'une objectivité nihiliste ou d'une idéalité idolâtrique.

Croyants?

UN certain propos religieux tend à dire : « Ne cherchez pas, ne vous cassez pas la tête, ne vous posez pas de question; attroupez-vous et broutez mes réponses de Savant absolu, de Maître jouissant du sens plein, sans ombre ni partage. » Le croyant n'est pas ce Père Ubu du savoir total et de la réponse à tout. Croire, si on se réfère à la racine du mot, c'est reconnaître une dette et accorder un crédit. Vis-à-vis de l'Écriture, il s'agit d'une dette reconnue et d'un crédit accordé au long récit biblique dans lequel une alliance avec le Tout-Puissant prend peu à peu la forme de l'amour d'un père.

Ainsi le croyant ne serait pas le propriétaire du sens mais un endetté; non un grotesque savant Cosinus ou Tournesol, ni un tragique docteur Faust ou Mabuse, mais un chercheur au sens moderne du terme; un endetté reconnaissant sa dette pour mieux la rejouer; une femme à qui il manque une drachme; un berger en peine d'une brebis. Pourquoi aurait-on peur de ces petits chrétiens de l'incertitude cherchant tous les jours à reconnaître leurs dettes et à donner signification au testament qu'ils ont reçu et accepté?

L'éveil

« L'AUBE des peuples »! ainsi Jean Grosjean et J.-M.G. Le Clézio appellent-ils les textes fondateurs des grandes civilisations, ils en parlent avec une ferveur communicative : il y a « des mots qui brûlent », des textes, des livres ne sont pas des « machinations » mais des « paroles portatives », concentrées, bref, simples, vivant d'une expérience « pré-historique », c'est-à-dire contemporaine de la « naissance mentale » de chacun d'entre nous. Ces paroles « d'urgence », de « résistance », « inusables à la lecture », énonçant de façon « culottée » c'est-à-dire à la fois naïve, directe et efficace, la « vérité multiforme du monde »; chaque peuple en a produit dans ses profondeurs et continue à s'en nourrir. Ces textes fondateurs, libérateurs, roboratifs, alliés du courage et véhicules de vérité, sont, pour les plus grands, des livres prophétiques, basant, exprimant, propulsant la spiritualité commune et partagée de tout un peuple, la part simple, innocente et chaleureuse des religions.

Pourtant ces textes de l'aube sont parfois aussi écrits par de petits prophètes, traceurs et guetteurs de signes, écrivains de l'intime et de l'intense, souvent peu connus du grand nombre mais accordés à quelques-uns pour qui ils sont nécessaires comme leur langue même. Le plus fort de l'expérience d'écrire est sans doute là, dans cette rencontre avec des inconnus que des paroles lancées dans le courant de l'écriture sont venues débusquer, éveiller, éclairer, convoquer, précisément parce qu'elles furent écrites dans l'aube d'une conscience, dans la clarté sensible de l'éveil. Je pense aux *Matinales* que Sulivan écrivait à la levée du jour « avant que la main ne devienne prudente ». Je pense aussi à ce *Journal* de Charles Juliet où, au fil des pages, le cœur et le monde peu à peu viennent au jour. Je pense enfin à ces textes écrits par des inconnus glacés par la dépression et que la poésie a saisis à leur réveil dans la première lueur du soleil renaissant.

On y entend le tremblement de la langue, une nervosité inventive de l'âme, une ardeur à dire juste qui leur confère l'autorité irruptive et verticale du faucon, une aptitude à fondre et saisir le vrai dans l'instant et, dans la singularité d'un trait, donner une marque à l'universel.

La compassion

ALBERT Cohen, que nous dit-il de si insistant, de tellement nécessaire à entendre? Que donne à vivre cette langue, ce propos musclé, souple, mobile, cruel, joueur, un peu sorcier, félin en diable? Un mot me vient, assez démodé, apparemment banal et pourtant bien ancré dans le meilleur de l'homme : la miséricorde. Cela ne s'expose pas; cela se lit dans Cohen, dans ses romans, ses carnets, son existence même, vouée au sort des réfugiés. Cela s'épanouit dans *Belle du Seigneur,* le maître livre. Ce mot, jamais prononcé, anime en sourdine, basse continue, chaque page. Le regard que nous prête Cohen, son regard sur l'humaine engeance, est d'une allègre lucidité qui met cruellement à nu la vérité de chacun et dans le même temps l'inonde de la lumière rieuse d'une compassion amusée. Les personnages, les situations de *Belle du Seigneur,* dans le même mouvement de la phrase, la même figure de style, nous renvoient à nos glorioles mesquines et grotesques, mais aussi à notre appartenance commune à cette espèce étrange et touchante qui trottine bravement vers le plaisir, la souffrance et la mort à ses côtés.

Cela contient le meilleur et le moins dangereux de ce que l'on peut appeler la foi, en ce qu'il dégrise des ivresses idolâtriques. Il opère par l'acuité ironique du regard sur ses semblables, humoristique sur soi-même; par la lucidité, clarté et lumière, acceptant de voir ce qui est, tout simplement parce que cela est; il ne fuit ni vers les sommets de l'idéalisme héroïque et moralisateur, ni vers les gouffres de l'abjection misérabiliste et méprisante qui sont les deux formes symétriques du rejet haineux de la vérité humaine.

Les chrétiens n'ont-ils pas oublié dans leur héritage cet humour sans complaisance ni aigreur, cette ironie malicieuse sans malignité qu'on reconnaît dans la tradition juive (pensons, pour ce qui nous est proche, à Kafka et Freud, à Woody Allen et Chaplin). N'ont-ils pas un peu perdu la simple douceur d'une compassion fondée sur la reconnaissance amusée et indulgente des limites humaines, au profit des envolées héroïques de Claudel ou des indignations furieuses de Léon Bloy?

Cohen le sioniste déclaré, le juif proclamé, comme il rit de ses frères en Israël! Aussi allègrement que des petits-bourgeois suisses, que des hauts fonctionnaires internationaux; que de lui-même au fond.

Dans bien des pages des Évangiles court cette ironie iconoclaste et porteuse de compassion. Sans doute a-t-elle été quelque peu refoulée par ceux qui s'en réclament, plus prompts à s'indigner, condamner, exhorter, s'accuser, se défendre, s'affliger, qu'à sourire sans drame ni grandiloquence.

Non-stop

Les études sur les troubles dépressifs mais aussi sur ceux qui s'y rattachent : boulimie, alcoolisme, toxicomanie, tendent à accorder une importance fondamentale dans leur origine comme dans leurs manifestations aux perturbations des grands rythmes vitaux de la vie animale : le sommeil, l'alimentation, la sexualité. Mais quand cette périodicité majestueuse de la vie biologique se dérègle, c'est toute l'existence humaine qui peut s'en trouver également désarticulée. En écho au non-stop du boulimique, au n'importe quoi – n'importe quand – n'importe comment du libéré sexuel, à l'imbibition permanente du buveur d'habitude répond l'incessante activité du « workollics », les loisirs densément actifs de certains vacanciers sans répit, les occupations désynchronisées des travailleurs soumis aux trois-huit, la précipitation des enfants courant, après une journée scolaire bien remplie, aux multiples activités sportives, artistiques, groupales qui leur sont proposées par des adultes, professionnels de l'« animation ».

Le planning, la montre, le calendrier, mais aussi la mise en disposition permanente des objets par le jeu des systèmes modernes de distribution et de consommation (production de masse, publicité, vente en grandes surfaces, réfrigération) induisent un comportement journalier tenant plus compte de la permanence des opportunités ou des nécessités extérieures que de l'écoute des rythmes profonds de nos désirs singuliers ou des rites sagement organisés de nos civilisations.

Ainsi s'impose la loi du tout ou rien : le surmenage ou le chômage, le boulot ou le dodo, la grande bouffe en prise directe sur le frigo ou le régime implacable, la cigarette toutes les cinq minutes ou l'étiquetage « non fumeur », le jogging journalier ou l'apathie quotidienne.

Les progrès récents de la bio-électronique permettant l'éclosion d'un nouveau champ de connaissance, la chrono-biologie, nous révèlent combien justes étaient les intuitions de l'anthropologue Marcel Jousse sur le « rythmisme » des textes originaires des grandes civilisations, dans leur contenu, mais aussi dans leur forme même, poétique et scandée. Peut-être est-ce une des fonctions essentielles des cultures, des civilités, des civilisations : une manière de dire, chacune à sa façon, biblique pour la nôtre : « il y a un temps pour tout » ou « que celui qui veut construire une tour, partir en guerre, commence par s'asseoir » ou « Elohim, le septième jour, il chôme ».

Les rites collectifs des civilisations sont des rappels, des renforcements des rythmes individuels. A l'ère du trois-huit, du vingt-quatre sur vingt-quatre, du sept sur sept, du fast-food non-stop, de la « gastronomie », les dépressions, les boulimies, l'alcoolisme, l'insignifiance érotique nous rappellent que la civilité, la courtoisie, la mise en perspective de l'existence par un effet de civilisation n'est pas une ornementation extérieure, un placage esthétique, mais bien une nécessité vitale.

Violence suicidaire dans un monde « intraduisible »

DEUX fois plus de morts par suicide que par accident de la route; le nombre des victimes a doublé en dix ans; quadruplé en vingt ans pour la tranche d'âge de quinze à vingt-quatre ans, et cette tendance s'accentue...

S'agit-il d'une évolution inéluctable? Cette question nous renvoie à l'altération des repères identitaires classiques. La société urbaine, aux rapports fonctionnels segmentaires, a perdu une partie de ces repères sans en créer pour autant de nouveaux.

Au-delà même de l'identité d'un peuple, la question se pose ainsi du rapport vital et nécessaire d'un sujet à une continuité culturelle progressivement déployée, cela qu'on nomme une tradition, une civilisation.

Le suicide consiste en effet à traiter son corps comme une chose dont on se débarrasse, comme un « objet » qui a perdu sa place significative dans une existence, devenant en cela « abject », hors sujet, littéralement insignifiant. On voit que l'accomplissement d'un suicide se réfère au nihilisme, c'est-à-dire à l'idée que tout est la même chose, c'est-à-dire rien. Une chose n'échappe au néant et à « l'abjection » que par sa saisie dans les mailles de la parole d'un sujet qui se l'approprie en la nommant et en « l'exhaussant » en objet de son désir. On voit ainsi que le nihilisme implicite de l'acte suicidaire se réfère à un défaut dans l'élaboration de ce désir. Ce défaut fondamental est repérable à la lumière de la psychanalyse comme une faille dans l'intrication de la pulsion de vie et de la pulsion de mort et dans la libération ravageuse de cette dernière, réduisant au néant les singularités, les différences et les significations.

Le travail des civilisations, transmis de génération en génération, cela qu'on appelle une tradition, peut se reconnaître comme un grand œuvre de traduction du monde qui à toutes choses donne un nom et une place, et à tout sujet une position et une voix singulières. Une défaillance dans la tradition peut rendre le monde inintelligible et faire perdre au sujet sa singularité au profit d'une conformité sur le modèle des choses : identiques ou hétéroclites, inutiles ou utilisables, à conserver tel quel ou à jeter sans regret.

Les nouveaux Diafoirus

« L'AURICULOPATHE », le « numérologue », le « scientologue » s'expriment sur les ondes. Le ton docte, la voix posée, le débit régulier, sans hésiter, sans hausser le ton, sans précipiter le propos, « sans complexe » il avance chaque mot. Il use de phrases dont aucune n'est exorbitante ni étrange, obscure ou elliptique, trouble ou troublante. Cette clarté s'explique : chacun de ces mots lisses, chacune de ces phrases limpides est extrait d'un savoir établi, d'un discours scientifique, d'un corpus culturel éprouvé et cohérent : un peu de biologie, de psychologie, un zeste de sociologie, une dose de médecine, un rien de physique quantique. Chaque mot est précis, chaque phrase est claire, le ton est tranquille... et l'ensemble du propos est carrément, complètement divagant. Ça divague, mais paisiblement, sûrement, clairement. Ce qui spécifie ce discours « pseudo » ou « kitch », c'est précisément sa limpidité et son aptitude à répondre à tout, en termes de logique simple y compris dans les domaines les plus énigmatiques. Ce langage pseudo-scientifique, si rassurant, est fou d'être extrait de son contexte logique, de son discours d'origine. On le retrouve assez semblable dans les écrits ou les propos de divers para-psychologues ou pseudo-psychanalystes, ésotéristes ou exorcistes numérologues ou scientologues.

Il est pourtant des domaines où un certain clair-obscur dans les propos, une altération dans le ton, une sensibilité dans la voix, vient nécessairement signifier l'énigme ou le mystère, le passage de l'exactitude au mystère. La mode est à la démonstration limpide, aux chiffres, à la logique évidente qui a réponse à tout. Le langage poétique, mystérieux, affectif, spirituel, énigmatique, littéraire s'étrangle devant un discours ripoliné, froid, aplati sur deux dimensions. Ainsi tel journaliste à la plume vivace devient « politologue », tel gourou imaginatif : « scientologue », telle personnalité ecclésiastique perspicace : « psychanalyste » ou « sociologue », tel guérisseur doué : « ostéologue » ou « auriculopathe », l'artiste devient « plasticien », le lettré : « sémioticien ».

Cela pourrait sembler bien anecdotique, simplement dérisoire et risible. Pourtant la prédominance d'un discours public, pseudo-scientifique, explicatif, normatif, péremptoire, limpide et aseptisé comme un produit sous cellophane, me paraît un des signes apparents de l'humiliation de la parole qui elle-même n'est sans doute pas étrangère à une certaine désespérance ambiante, au désenchantement du monde. Devant ces discours pseudo ou kitch, beaucoup choisissent de se taire, plus consternés que concernés. Pourtant la colère vaut mieux que le dédain et que certaines divagations timides et insipides. « La guerre du faux » mérite d'être livrée.

On le sait bien à présent, le temps de Molière fut celui de l'essor en masse de toutes les sciences, y compris la médecine. Mais les lames de fond essentielles suscitent aussitôt l'écume de l'insignifiance pédante et péremptoire. L'auteur du *Médecin malgré lui* et du *Malade imaginaire* a su faire rire ses contemporains des galimatias pompeux des pseudo-savants et de leur prétention à dire « pourquoi votre fille est muette ». En notre époque plus dure, c'est l'ironie coléreuse que l'on entend gronder et s'amplifier.

Résistance

ICI ou là, quelques noyaux de résistance se manifestent. On parle, on échange des craintes, on évalue des espoirs; on fait le bilan des forces en présence; on se reconnaît mutuellement à quelques signes : un ton grondeur de la voix, un tremblement résolu dans le propos, une certaine urgence brutale dans l'énoncé, l'usage de quelques mots de passe repris les uns aux autres sobrement et sans barguigner; par exemple, on repère pour évoquer le monde où nous sommes : le « totalitarisme de l'immédiat et du sensible » le « terrorisme opaque et omniprésent de l'image », l'« aphasie et l'analphabétisme ambiant », la « défaite de la pensée », les « livres sans auteurs », et les « écrivains sans écriture », l'« humiliation de la parole », la « douleur de la vie sans les livres », l'« escamotage de détours initiatiques ». Les mêmes en appellent à la « réelle présence » des œuvres, à la « venue au monde par les mots », aux retrouvailles avec la culture comme un « champ » à sauver in extremis de la friche, à la reprise urgente de l'héritage comme un précieux « Don des morts ».

Cette militance coléreuse par amour de la parole vive, du texte significatif, de la littérature nécessaire; cette nouvelle résistance contre la « vidéosphère » translucide et le tintamarre insignifiant laisseront-elles indifférents les héritiers du Livre? Les bénéficiaires du Testament ne sentiront-ils pas que leurs richesses sont menacées de forclusion, exclusion, stérilisation par l'aplatissement du langage, par les illusions du look et les ahurissements du bruit; par les étourdissantes gesticulations médiatiques et spectaculaires; par le clignotement des idoles électroniques? Comment préserver la lente exploration des mystères de la vie, de la mort, des choix, des amours, de la liberté par le labour incessant de la Parole? Comment cette Parole ferait-elle son œuvre en chacun si elle ne peut s'inscrire dans l'épaisseur ombreuse d'une culture véritable où chaque mot de la langue, chaque phrase d'un texte tend à détourner le sujet du miroir, à le sortir de l'indifférence hypnotique et de la déambulation somnambulique pour l'amener doucement, ardemment, sur les chemins sinueux de l'Esprit et de la Vérité.

Une certaine tolérance à l'insignifiance bruyante et aux imageries confuses dans le monde de l'éducation ou de la religion poserait à nouveau la question d'une possible « trahison des clercs ».

La littérature nécessaire

FAIRE reculer l'indicible et l'innommable, l'abject ou le sublime, cela qui « n'a de nom dans aucune langue » avec des « mots de la tribu » du langage journalier, familier. Par un tremblement dans le langage, un achoppement dans la syntaxe, « quelques méprises » dans le vocabulaire, une nervosité dans le ton, une urgence critique dans le propos, dire enfin le tu, l'insu, le caché, l'obscur; extraire du réel froid et glauque, en jetant le filet de la langue, une pleine pêche de réalités frétillantes d'argent, de lumière, de fraîcheur, de saveur, comme des chalutiers la marée sur le quai.

Sortir les uns de leur torpeur, les autres de leur frénésie, les éveiller à eux-mêmes par la seule force de cette preuve sans preuve, de cette réponse sans question : la singularité d'un style, la pertinence d'un trait, le raccourci d'une image, la volte-face d'un paradoxe, l'élan inattendu d'une phrase qui se cabre sous l'éperon de la vérité.

Beauté, esthétique, savoir-faire, astuce, complaisance, élégance? Pas du tout! Le style c'est l'âme en mouvement; la trace dans la forme d'une conviction ombrageuse, intraitable, incapable de se taire et apte à faire mouche là où chez le lecteur sommeillait l'espoir, là où allait peut-être s'éteindre pour longtemps l'amour d'un monde *exhaussé.*

L'écrivain, le poète, le prophète, le parleur convaincu sont ceux, nécessaires, qui prennent le quart; qui pour au moins un quart de leur temps veillent, scrutent l'obscurité houleuse, bruissante et énigmatique, hèlent les autres navires, réveillent l'équipage quand le récif approche et surtout quand le jour se lève.

Nécessaires, urgents, critiques, on les reconnaît aussi, ils se reconnaissent entre eux, ceux qu'on a vus au moins une fois autour du brasier ou près des terres arides, faisant la chaîne, certains se brûlant le visage, d'autres passant vaillamment les seaux, d'autres puisant dangereusement à même la source. Chaîne des mains, des mots, qui sauvent en déversant sur l'incendie ou sur la terre sèche le flot d'une parole qui pour toujours reste à dire.

Nécessaire la littérature. Il n'y a de littérature que nécessaire et convaincue.

Pour le reste c'est autre chose; vaguement utile pour apaiser les craintifs et amuser les marmots.

La littérature est nécessaire et urgente : c'est l'*éveil.*

Au nom de quoi !

Au nom de quoi devrions-nous intervenir, ne pas intervenir dans le drame international? Au nom du droit? de la démocratie? des intérêts économiques nécessaires aux pays développés, sous-développés? du droit des peuples? des droits de l'homme? de la morale? de la paix? de la vérité? de la civilisation? du prix du baril? de l'industrie de l'armement? de la morale internationale? de la morale privée? de la morale conventionnelle? de la solidarité? de la légalité?

Au nom de quoi refuser, accepter l'euthanasie? au nom du droit à disposer de son corps? au nom de la charité? du code pénal? de la loi supposée inscrite dans la Bible? ou celle inscrite dans les cœurs, les esprits? Au nom de la liberté? du respect de l'homme?

Au nom de quoi respecter, contester l'égalité entre les hommes? au nom de la nature? de la culture? de la législation? du réalisme? de l'idéalisme? de la fraternité universelle? de la République?

Au nom de quoi l'acceptation, le refus de la contraception, de l'avortement, de la procréation assistée? au nom du natalisme? du fatalisme? du naturisme? du catastrophisme? du catholicisme? du réalisme? etc.

Jamais peut-être la multiplicité des choix que la techno-science permet, sans les fonder en droit et les justifier en vérité, n'a autant interrogé les sociétés humaines. En dernier ressort, en dernière analyse comme une répétition, presque comme un tic, on fait appel à la notion d'« éthique » alors même que notre époque se veut sans transcendance avouée.

En bien des circonstances, des orientations, des comportements lourds de conséquences se réfèrent, soit verbalement, soit réellement, à une morale qui ne peut énoncer ni son origine ni sa filiation légitime.

Le Don Juan de Molière faisait l'aumône au nom de l'humanité, en un siècle où le nom de Dieu était omniprésent. Les ayatollahs et les dictateurs du Moyen-Orient exercent leur cruelle industrie au nom de Dieu en un temps où on dit qu'Il s'est absenté. Quelle humanité? quel Dieu? d'où procèdent et que désignent ces mots? A quelle expérience fondamentale du sujet humain se réfèrent-ils qui puissent leur donner force de légitimité? A quoi ressemble ce Dieu, cet homme supposé être une référence fondamentale des conduites?

Les héritiers du Testament paraissent souvent ignorer leur chance de pouvoir remplacer cet « au nom de Dieu », cet « au nom de l'homme », ces références à telle ou telle « valeur idéale » aussi vague que ravageuse par un terme familier, pétri de l'expérience humaine commune, élémentaire et sans grandiloquence : au nom du Père.

Le livre

ÉVOQUER le Verbe... L'entreprise se décourage elle-même. Sauf peut-être à oser quelques rapprochements avec l'expérience ordinaire d'écrire, mais aussi les tentatives familières à dire juste, vrai, utile, auxquelles chacun a pu s'essayer à sa mesure dans les moments les plus féconds de son existence.

L'expérience du langage dans sa fonction la plus radicale, celle où s'exprime le Logos singulier, fait d'abord apparaître son caractère « indisponible ». A un certain niveau d'expression on ne dit pas ce qu'on veut, quand on veut, comme on veut. On ne dit que « ce qui nous chante », plutôt même ce qui se chante en nous et qui ne chante pas comme le ferait la radio sur la simple pression d'un bouton. On a dit souvent l'attente heureuse ou l'inquiétude tourmentée de l'écrivain devant la page blanche, mais on peut évoquer tout autant le balbutiement du propos ou du geste amoureux, l'hésitation confuse de l'amicale confidence, le bafouillage torrentueux d'une bonne colère.

Quand le langage est verbe, c'est-à-dire mélange inextricable d'amour et de vérité, d'émotion juste et de forte efficacité, cela qui émerge et se déploie dans la littérature, la prophétie, l'aveu d'amour, la vraie colère, il devient du même coup : « indisponible »; c'est-à-dire inaccessible à la volonté de maîtrise, à l'ambition de convoquer, de manipuler ce qui se profère ainsi. L'expérience du verbe, donc de ce qui fait parler le langage, c'est aussi la constatation de son caractère « indicible ».

Un texte scientifique ou technique peut (presque) tout dire de la réalité qu'il décrit. La poésie mais aussi les mots d'amour ou les cris de colère, s'ils sont justement proférés, sont toujours du « mi-dire », du clair-obscur, de l'ellipse, de la formulation énigmatique : la reconnaissance humble et heureuse de l'incapacité à englober la réalité dans la saisie totalitaire d'un discours.

Enfin, quand le verbe s'exprime, ce qu'il dit est éminemment « improbable ». Il affirme sans preuve; s'il convainc, c'est par la puissance du style, c'est-à-dire d'un tremblement singulier dans la langue, trace dans le texte de l'engagement et de la conviction de l'auteur, signe que son propos est altéré par la présence de l'autre en lui, de l'étranger qui l'habite, par la présence de l'autre devant lui, son interlocuteur énigmatique.

Enfin, le verbe est « imprescriptible ». Il traverse

les discours, les différents dispositifs de langage en les fécondant au passage. Est-il meilleur exemple que le Livre où une forte Parole traverse et fait germer sans égard des textes, des discours légaux, moraux, historiques, narratifs, cléricaux, philosophiques, pour produire un Livre, un Testament éminemment indisponible, improbable, indicible, imprescriptible : donc en cela transcendant à l'humain langage?

Rupture

L'HOMME de rupture est capable de rompre le silence ou le bavardage où il se cache pour laisser advenir une parole vive où il se dit.

Il est capable de rompre les cohérences, sa propre cohérence, pour trouver un but de vérité ; avec des certitudes drogantes pour trouver des inquiétudes vitales ; avec les idéaux et les idoles, la vertu obligatoire ou le vice automatique pour un petit bout de vérité, un moment de plaisir juste.

Il est capable de rompre le « moi », le « nous », le « on » peu compromettants pour faire advenir un « je » heureux et hasardeux ; la surface, de perdre la face pour garder le fond ; les rêves de perfection pour pratiquer le réel ; avec une activité combleuse et divertissante pour se trouver nu et véridique.

L'homme des routes de Palestine a rompu le discours des sages ; il a rompu les mailles serrées du tissu social, culturel, cultuel, familial ; il a rompu – on l'y reconnaissait – le pain; il a laissé rompre son propre corps; il a rompu enfin la clôture du tombeau.

Le faisant, il a effrayé et on l'entend dire comme un leitmotiv : « ne craignez pas ». Les nomades savent mieux que d'autres que la vie est fidèle. Peut-être est-ce pour cela qu'ils sont nomades.

Résurrection

La résurrection, pourquoi ce plaisir, cette petite allégresse intime au moment d'en écrire quelque chose? Pas le contentement de celui qui va délivrer un savoir, une opinion; quel savoir pourrait être le mien? et sur ce sujet?

Non, le plaisir est autre, presque opposé, plutôt une sorte de bonheur. Le bonheur de parler de ce qu'on a vu, ébahi, et de ce qu'on attend, qu'on espère revoir; la vague conscience que de parler de la résurrection le re-suscite, la rend présente à nouveau, la représente dans l'efficace de la parole.

Alors il fait bon se lancer sur un chemin beaucoup cheminé, sur une piste antique; non en archéologue guettant les indices de ce qui s'est passé mais plutôt, bien présent, avec les yeux de celui qui a cru voir et la parole balbutiante et un peu confuse de celui qui a cru discerner. Cette jubilation légère qui n'ose pas trop s'avouer vient du désir de faire part d'une petite évidence douteuse, de dire quelque chose sur un improbable très possible, sur quelques vieilles traces vivantes, de laisser parler des cicatrices guéries.

On parlera comme ceux qui étaient venus avec des onguents et des aromates; on dira, nous aussi, qu'on a vu des anges; qu'à peine on les avait vus c'était fini, c'était ailleurs, que ça se devinait plutôt dans l'ébahissement que ça se voyait en clair.

On dira plus fermement qu'on a vu des tombeaux s'ouvrir et une vie s'échapper d'une autre nature, d'un autre style; une liberté naître d'un moment de mort, une voix s'élever puissante et mystérieuse après une bien profonde et silencieuse absence. On dira que cela on l'a vu, on le chuchotera plutôt; peut-être qu'ici on peut, on doit chuchoter ce qu'on a à dire. Comme on glisse dans une oreille un secret pas très clair mais bigrement précieux. On ne va pas le répéter comme une leçon apprise ou comme une nouvelle lue dans le journal en tenant des discours à la cantonade : « La résurrection, mais oui, monsieur, je l'ai rencontrée. »

Non, cela ne se peut pas, il faut parler « une langue nouvelle » qui persuaderait sans preuve, qui dirait sans décrire; une langue qui parlerait de l'un à l'un, quelquefois de l'un à l'autre, jamais de l'un à tous; une langue non objective, non compacte, mais fissurée, joueuse, ambiguë, véridique.

Ce secret, je vous le glisse, vous en ferez ce que vous voudrez, ce que vous pourrez. Je les ai vus se lever qui étaient complètement tombés, considérés comme morts : ils étaient beaux, plus vifs, plus libres. Ne le répétez pas, à quoi cela servirait? Plus beaux, plus libres je les ai vus au sortir de leur mort. Plus libre, plus vif, je me suis senti moi-même.

J'ai vu, senti autour de moi, en moi, qu'une certaine présence est un cadeau, un fruit de la dure absence; que les jaillissements se préparent dans des abîmes; que l'aisance à vivre, à parler des langues nouvelles, à guérir des infirmes, à se saisir des serpents, à boire des poisons sans dommage se paie d'un passage dans les abysses.

Si ça en vaut la peine je vous laisse en juger; mais entre nous je pense qu'on n'y coupe pas ou, si on y coupe, c'est qu'on est bien un mort définitif, irrémédiable, pour la bonne raison qu'on n'a pas vécu.

Bref, je les ai vus les absents. Absents à tous, à eux-mêmes, à leurs amours, à leur terre familière, à leur joie ordinaire, à tous ces signes de vie qui traversent le monde pour qui sait voir. Ils ne voyaient rien; ils étaient absents; perdus, foutus qu'on disait. Et ceux-là, les foutus, perdus, exclus, ceux-là, je les ai vus vifs, vivants, vivaces et, je vous l'ai dit, je le répète, plus beaux, plus lestes, plus mobiles, plus attentifs et émerveillés aussi.

On les croyait au tombeau, on les cherchait parmi les morts et on les trouve chez les plus vivants : graves et enfantins, désillusionnés et confiants « à mort », légers et mobiles; les portes s'ouvrent devant eux, les timides d'autrefois; ils parlent aux inconnus sur les chemins, eux les anciens taciturnes; on les comprend à demi-mot, eux les obscurs. Ils ont l'air de vulgaires jardiniers mais ils parlent de façon étonnante et simple à la fois, avec des mots ordinaires et nouveaux. On les aime, on se confie à eux qu'on croyait morts.

Je vous parle de la résurrection, je m'en parle, je métaphorise à fond, je ne conceptualise rien du tout. J'en ai besoin de cette résurrection que j'ai vue, que d'autres ont vue, les Marie, Salomé, tous les autres. Je la demande, je la rends présente dans mon souvenir, dans ma parole, je métaphorise, je déplace des mots, je roule la pierre, un ange passe. Elle est presque là. Je la sens battre un peu dans mon corps, sous ma plume, dans ma parole, dans mon désir. En la nommant inlassablement, de toutes les manières, je la fais exister. Je mâchonne, je marmonne, je bougonne la résurrection de Jésus pour qu'elle ressuscite enfin un peu ma vie.

Je prie ainsi sans doute pour le relèvement de ma mort et, surtout, pour que ressuscite l'amour qui meurt si vite, le pauvre petit, si beau mais si fragile, si vivant mais si apte à s'éteindre.

Je voudrais qu'on me dise si l'amour est bien mort, quand il est mort, ou s'il prépare seulement quelques métaphores, quelques métamorphoses.

Qu'on ne me le dise pas, je sais que l'amour

ne meurt pas. Croire, espérer la résurrection, c'est croire, espérer que l'amour ne meure pas. Qu'il s'absente, qu'il s'éclipse, qu'il tombe dans les enfers, qu'il émerge prenant un autre visage, parlant d'une autre voix une « langue nouvelle », empruntant d'autres chemins mais qu'il ne meure pas. Lui seul ne meurt pas. On n'en a jamais fini avec lui. Il insiste terriblement.

Prisonniers, heureux prisonniers que nous sommes. Prisonniers de l'amour fragile, précaire, faillible, mais inlassable à renaître.

COMBATS DU SUJET
CONTRE LA FORCE DES CHOSES
ET POUR SA JOYEUSE SINGULARITÉ

La déréliction

LANGAGE désarticulé, plaintes ou plutôt constat de désolation; métaphores, courtes et plates, répétitives, tragiquement empruntées au monde de l'inanimé caduque, à l'univers sans épaisseur du réel pur et dur de la chose abjecte : je suis à plat; je suis vidé, crevé, dégonflé, déglingué, au bout du rouleau; j'ai la tête vide, plein le dos; je suis foutu, paumé, jeté, exclu, éjecté. Terminologie chosifiante, discours hors sujet, énumération chaotique, inventaire insensé et dérisoire comme pourrait être celui d'une décharge publique : là où se trouvent en déshérence et déchéance les objets insignifiants, innombrables, abjects; ces choses qui n'ont plus de nom dans aucune langue.

Dans un effort désespéré pour retarder, éviter la chute impensable, on s'essaie à une danse au-dessus du volcan, précipitée et désordonnée, aidé par des alcools de toutes sortes; ou encore à un surfing acrobatique et désarticulé sur les crêtes vaguement porteuses de la pulsion de mort; à une fuite en avant éperdue sur une terre qui partout tremble et se dérobe. Actes à blanc désarrimés de la chaîne désirante, maelström tourbillonnant d'images, de propos déchaînés, ballottés au gré des lames de fond du processus primaire.

La forteresse vide, désertée, fait parfois illusion avec quelques pans de semblant de muraille, des « villes en loques bâties avec de la dilution de brouillard » (Henri Michaux), reliquat d'un effort désespéré vers une existence de carton-pâte.

Les combats

TOUT m'est égal, tout est la même CHOSE; il faudrait que je fasse quelque CHOSE; je ne suis qu'une pauvre CHOSE. PREMIER COMBAT : tuer la CHOSE, en faire son deuil pour que le mot advienne, rétablissant le sujet parlant, lui donnant barre sur les CHOSES, pour qu'il se les approprie en objet, c'est-à-dire, tout à fait AUTRE CHOSE.

Je suis comme vous, vous êtes comme moi. Nous faisons, disons, pensons les mêmes CHOSES. ALORS à quoi bon dire, penser, faire? DEUXIÈME COMBAT : vaincre l'aplatissement, la pâleur homogène du semblant pour laisser venir le sang rouge d'un autre désir, d'*une autre parole.* Autre parce qu'elle est irriguée par l'émotion, l'affect, le fantasme; enfin libérée, déclivée. Autre parce que inattendue par celui-là même qui la profère. Autre parce qu'elle est modifiée, altérée par celui-là même à qui elle s'adresse.

Je suis comme tout le monde, seulement apte à ressembler. Je m'adapte; je me fonds dans le paysage. Je m'identifie à ce qui m'entoure et dont je dépends. TROISIÈME COMBAT : je fais sauter ce monde où je m'englue, où je m'enfonce et avec ses débris que je nomme un à un avec mes mots, je reconstruis mon monde, un *autre monde.*

Je me connais; je m'analyse fort bien; je sais qui je suis; je connais mon caractère; mes réactions se répètent à l'identique. Je suis moi-même... QUATRIÈME COMBAT : je casse l'image, romps le portrait, fais sauter la cuirasse. Et me voilà moi-autre : autre pour moi, autre pour les autres, altéré, c'est-à-dire modifié, mais aussi assoiffé de l'autre.

A quoi bon sortir, voir du monde, c'est toujours la même CHOSE; je n'attends rien de personne; personne ne m'aime; je n'ai rien à dire, c'est toujours pareil : ils me disent toujours la même CHOSE. Je sais d'avance ce qu'on va me dire. CINQUIÈME COMBAT : je casse la lanterne magique qui projette sur mon interlocuteur ma propre image, vue fixe et muette. Puis je guette; d'abord des signes, puis des mots, puis des paroles; puis tout cela mêlé, en une musique originale qui me signifie que mon interlocuteur n'est pas celui que j'avais projeté; qu'il est *quelqu'un d'autre;* que notre rapprochement n'est pas mirage mais rencontre.

Cette personne, cette situation, ce groupe, je sais ce qu'il faut en penser : ils sont merveilleux, ils sont abjects... Je sépare, je trie : les tout bons, les très méchants. Horreur ici, béatitude là. Je divise, je clive : d'un côté le noir que je rejette dans les ténèbres extérieures d'où il vient, de l'autre le blanc auquel j'adhère et où je puise mon semblant d'existence. SIXIÈME COMBAT : je fais sauter la ligne de partage de l'abjection; les couleurs se mélangent; se combinent : d'abord le noir et le blanc, puis tout l'arc-en-ciel. La ligne d'abjection je *la fais passer* ailleurs, *autrement,* au milieu de chacun de vous, de moi.

Ma femme, la mienne, nous ne faisons qu'un. Je pense, je désire, je jouis comme elle; elle comme moi. SEPTIÈME COMBAT : hardiment, je constate qu'elle est femme et que je suis homme; qu'elle ne m'aime pas comme je pense, qu'elle m'aime autrement; que je ne l'aime pas comme je pense, comme je voudrais; ça *se passe toujours autrement...*

Dieu m'écrase de sa toute-puissance. Ou si je ne crois pas en Dieu, une transcendance opaque, une mystérieuse puissance me domine, m'investit. Craintes et tremblements. Soumission paralysante. Dépendance angoissée à une instance idéale, une des innombrables idoles, dont les moins reconnues ne sont pas les moins tyranniques; idéologies, races, valeurs absolutisées, fétichisées. HUITIÈME COMBAT : cette CHOSE divine, je la jette à terre; elle se brise; il s'en échappe une figure : cette idole cachait une icône. Je la contemple, c'est la figure d'un père. Je l'interroge dans les Écritures : il s'annonce comme un père aimant et il se fait reconnaître, nouvelle violence, nouveau bouleversement, nouveau combat, dans le réprouvé, l'abject, le crucifié... La dépendance à la *res divina,* pure extériorité menaçante ou tutélaire, sous l'effet d'une tradition, d'une traduction multi-millénaire, cède la place à la confiance dans une parole autre, annonçant une vie nouvelle et altérant radicalement mon rapport à la transcendance.

Ainsi, au terme de ces combats, toute chose s'exhausse en objet humain, se trouve approprié dans un monde singulier. Quant à moi, je me trouve altéré, l'autre m'est signe de vie. En même temps, cela qui m'écrasait, m'éclaire et me fortifie dans la vérité de mon désir. Un autre régime s'instaure : celui de la joie.

Table

DU MÊME AUTEUR

aux Éditions Desclée de Brouwer

L'expérience dépressive

Paroles de la nuit lente

L'existence amoureuse

Dans la même collection

Le Jardinier, de Roger BICHELBERGER

Jésus fils de l'homme, de Khalil GIBRAN

Parole du Passant, de Jean SULIVAN

De miel et de fiel, d'Alain CHAPELLIER

La Contagion de Dieu, de Jacques PAUGAM

Confiteor, de Bernard BESRET

L'Égypte intérieure ou les dix plaies de l'âme, d'Annick de SOUZENELLE

Imprimé par Lightning Source France
1 avenue Gutenberg
78310 Maurepas

N° d'édition : 226-25860-Y

www.ingramcontent.com/pod-product-compliance
Lightning Source LLC
Chambersburg PA
CBHW071444230926
51846CB00001B/340
* 9 7 8 2 2 2 6 2 5 8 6 0 1 *